W0262656

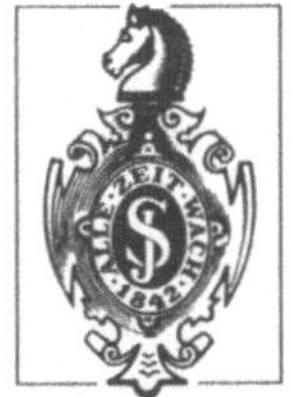

K. Miksits   H. Hahn

Klinisch-mikrobiologisches Management

Springer-Verlag
Berlin Heidelberg New York
London Paris Tokyo
Hong Kong Barcelona

Dr. KLAUS MIKSITS
Institut für Medizinische Mikrobiologie und Infektionsimmunologie,
FU Berlin
Hindenburgdamm 27
D-1000 Berlin 45

Professor Dr. HELMUT HAHN
Institut für Medizinische Mikrobiologie und Infektionsimmunologie,
FU Berlin
Hindenburgdamm 27
D-1000 Berlin 45

CIP-Titelaufnahme der Deutschen Bibliothek
Miksits, Klaus: Klinisch-mikrobiologisches Management / K. Miksits ; H. Hahn. – Berlin ; Heidelberg ;
New York ; London ; Paris ; Tokyo ; Hong Kong ; Barcelona : Springer, 1991
ISBN-13: 978-3-540-53262-0   e-ISBN-13: 978-3-642-76141-6
DOI: 10.1007/978-3-642-76141-6

Dieses Werk ist urheberrechtlich geschützt. Die dadurch begründeten Rechte, insbesondere die der
Übersetzung, des Nachdrucks, des Vortrags, der Entnahme von Abbildungen und Tabellen, der
Funksendung, der Mikroverfilmung oder der Vervielfältigung auf anderen Wegen und der Speiche-
rung in Datenverarbeitungsanlagen, bleiben, auch bei nur auszugsweiser Verwertung, vorbehalten.
Eine Vervielfältigung dieses Werkes oder von Teilen dieses Werkes ist auch im Einzelfall nur in den
Grenzen der gesetzlichen Bestimmungen des Urheberrechtsgesetzes der Bundesrepublik Deutsch-
land vom 9. September 1965 in der jeweils geltenden Fassung zulässig. Sie ist grundsätzlich vergü-
tungspflichtig. Zuwiderhandlungen unterliegen den Strafbestimmungen des Urheberrechtsgesetzes.

© Springer-Verlag Berlin Heidelberg 1991

Die Wiedergabe von Gebrauchsnamen, Warenbezeichnungen usw. in diesem Werk berechtigt auch
ohne besondere Kennzeichnung nicht zu der Annahme, daß solche Namen im Sinn der Warenzei-
chen- und Markenschutzgesetzgebung als frei zu betrachten wären und daher von jedermann
benutzt werden dürften.

Produkthaftung: Für Angaben über Dosierungsanweisungen und Applikationsformen kann vom Verlag keine Gewähr übernommen werden. Derartige Angaben müssen vom jeweiligen Anwender im
Einzelfall anhand anderer Literaturstellen auf ihre Richtigkeit überprüft werden.

27/3145-543210 – Gedruckt auf säurefreiem Papier

Vorwort

Klinisch-mikrobiologisches Management befaßt sich mit der notwendigen Zusammenarbeit zwischen „Klinik" und Medizinischer Mikrobiologie. Dabei stehen folgende Fragen im Vordergrund:

1. Bei welchen Beschwerden und Symptomen muß auch an eine erregerbedingte Erkrankung gedacht werden?

2. Welche Untersuchungsmaterialien sind geeignet und angemessen, um den oder die Erreger zu finden?

3. Wie müssen diese Materialien gewonnen werden?

4. Wie müssen diese Materialien gelagert und verschickt werden?

5. Welche Informationen benötigt der Mikrobiologe über den Patienten und zu dem Untersuchungsmaterial, und wie müssen diese Informationen zu ihm gelangen?

6. Welche Untersuchungen werden im mikrobiologischen Labor routinemäßig durchgeführt, und welche müssen extra angefordert werden?

7. Welches Erregerspektrum kommt bei einem Krankheitsbild in Frage?

8. Welche antimikrobiellen Chemotherapeutika kommen für die kalkulierte Initialtherapie in Betracht?

9. Wie lange dauert es, bis welcher mikrobiologische Befund erstellt sein kann?

Ausgehend von Syndromen/Symptomkomplexen werden diese Fragen behandelt. Auf die klinischen Besonderheiten bei den einzelnen Erregern soll nicht detailliert eingegangen werden. Für diese Informationen muß auf die einschlägigen Lehrbücher verwiesen werden.

Der Schwerpunkt liegt auf bakteriellen Erregern, da es gegen diese verschiedene gezielte Behandlungsmöglichkeiten gibt, die auch sinnvoll ausgewählt werden müssen (kalkulierte Initialtherapie).

Dieses Buch soll der Ärztin und dem Arzt hilfreiche Informationen für die Betreuung der Patienten liefern und den Studentinnen und Studenten der Medizin einen Eindruck von der praktischen Bedeutung der Medizinischen Mikrobiologie vermitteln.

Herrn Prof. Dr. sc. med. Christian Tauchnitz, Leipzig, danken wir für die kritische Durchsicht des Manuskripts und seine zahlreichen klinischen Hinweise.

Berlin, 1. 10. 1990   KLAUS MIKSITS
                                                       HELMUT HAHN

Inhaltsverzeichnis

Infektionen des Zentralen Nervensystems

Akute Meningitis

Symptomatik

Die eitrige Meningitis ist eine **lebensbedrohliche** Erkrankung.
Daher ist es unbedingt erforderlich, ihre Symptome zu erkennen, und sofort
die richtigen Konsequenzen zu ziehen.

Es muß **sofort** gehandelt werden, andernfalls stirbt der Patient!

Symptome	Anmerkungen
Kopfschmerzen	Sie können sehr heftig sein.
Nackensteifigkeit (Meningismus)	Es kann zum *Opisthotonus* kommen: der Kopf ist stark in den Nakken gebogen. Die Zeichen nach *Lasègue*, *Kernig* und *Brudzinski* sind positiv. Der *Kniekuß-Versuch* gelingt nicht.
Entlastungshaltung	Die Beine sind stark angezogen, die Lendenwirbelsäule ist gestreckt, der Kopf in den Nacken gebogen (s. a. Nackensteifigkeit): *chien de fusil = Jagdhundstellung*. Es besteht ein *Kahnbauch*.
Hyperpathie	Bei leichter Körperberührung empfindet der Patient (heftige) Schmerzen.

Akute Meningitis

Fieber	häufig hoch (39 - 40 °C)
Bewußtseinseinschränkung	Alle Schweregrade von *Somnolenz* bis *Koma* sind möglich.
Lichtscheu	Häufig besteht eine Konjunktivitis (Bindehautentzündung).
Übelkeit/Erbrechen	

Aber: Die Symptome können nur schwach und verwaschen ausgeprägt sein. Dies trifft besonders für Neugeborene, Kleinkinder und alte Patienten zu:

Neugeborene/Säuglinge	Oft ist nur *Berührungsempfindlichkeit* und *Schmerzempfinden bei Lagewechsel* festzustellen.
Kleinkinder	Beim Sitzen erfolgt ein Abstützen mit beiden Händen hinter dem Gesäß (*Dreifußzeichen*). Der *Kniekuß-Versuch* gelingt nicht.
Koma/Delir	Der Meningismus kann oft verschwinden!

Verlauf

akut	Entwicklung innerhalb von 24 h, rasche Progredienz
subakut	Symptome und Befunde können seit 1 bis 7 Tagen bestehen.

4

Laborbefunde

Blut
Leukozytose
Blutsenkungsgeschwindigkeit stark erhöht

Liquor
Es lassen sich je nach Erregerart verschiedene **entzündungsbedingte Liquorveränderungen** unterscheiden.

Entzündungsbedingte Liquorveränderungen

Ursache	bakteriell	viral	tuberkulös	aseptisch
Zellzahl	meist ≥1000/3	meist < 1000/3	meist < 1000/3	meist < 1000/3
Zellart	Granulozyten (subakut: Lymphozyten, Monozyten)	Lymphozyten (initial: Granulozyten)	Lymphozyten Monozyten (initial: Granulozyten)	1. Granulozyten 2. Lymphozyten, Monozyten
Protein	++	=	+++ Schrankenstörung	(+) Schrankenstörung
Glukose	—	=	——	=
Laktat	++	=	+++	=
Bakterien	Nachweis	negativ	sehr selten mikroskopisch nachweisbar	negativ

+ erhöht; − erniedrigt; = normal

Differentialdiagnose Subarachnoidalblutung
Meningitis carcinomatosa
Akute Hirndrucksteigerung

Erregerspektrum

Anamnestische Daten können wichtige Hinweise auf den Erreger einer akuten Meningitis geben und so eine Entscheidungshilfe für die Initialtherapie (Therapie, bevor ein mikrobiologischer Befund vorliegt) sein.

Achtung! In allen Zweifelsfällen ist eine breitest wirksame antimikrobielle Chemotherapie notwendig!

Anamnestische Daten	am ehesten zu erwartende Erreger[1]
Alter	
Früh-/Neugeborene	*Escherichia coli* *β-hämolysierende Streptokokken* *(Serogruppe B): S. agalactiae* *Listeria monocytogenes* Enterobacteriaceae Pseudomonas spp. (P. aeruginosa) Enterokokken Haemophilus influenzae Neisseria meningitidis (Herpes simplex Virus II)
Kinder bis 10 Jahre	*Haemophilus influenzae* Neisseria meningitidis Streptococcus pneumoniae
Erwachsene jüngere	Neisseria meningitidis *Viren*

---

[1] Andere Erreger können auch vorkommen, sind aber deutlich weniger wahrscheinlich.

Akute Meningitis

mittlere	*Streptococcus pneumoniae* Neisseria meningitidis
ältere	*Streptococcus pneumoniae* gramnegative Stäbchen Listeria monocytogenes

Einfluß gleichzeitig bestehender Erkrankungen[1]

Infektionen des oberen Respirationstrakts	Haemophilus influenzae Streptococcus pneumoniae Neisseria meningitidis Viren
Pneumonie	Streptococcus pneumoniae
Sinusitis/Otitis	Haemophilus influenzae Streptococcus pneumoniae Anaerobier
Mastoiditis	Streptokokken Staphylokokken
Trauma/OP Schädel geschlossen	Streptococcus pneumoniae gramnegative Stäbchen
Schädel offen	gramnegative Stäbchen Staphylokokken

---

[1] s. auch Anhang "Erregerspektrum bei Immunkompromittierten".

Liquorrhoe (Ohr, Nase)	Haemophilus influenzae Streptococcus pneumoniae gramnegative Stäbchen Staphylokokken
Alkoholismus	Streptococcus pneumoniae
Diabetes mellitus	Streptococcus pneumoniae gramnegative Stäbchen Staphylokokken Cryptococcus neoformans
Leukämie/Lymphome	Streptococcus pneumoniae gramnegative Stäbchen Cryptococcus neoformans Mycobacterium tuberculosis Listeria monocytogenes
Steroidtherapie	Cryptococcus neoformans Mycobacterium tuberculosis
Transplantation	Listeria monocytogenes Cryptococcus neoformans

Besonderheiten in der Anamnese
mit Einfluß auf das Erregerspektrum

Schwimmer (warme Seen) starke frontale Kopfschmerzen	Amöben (Naegleria spp.)

Achtung! Der Liquor darf bei dieser Fragestellung weder zentrifugiert noch gekühlt werden. Der Verdacht muß auf dem Anforderungsschein vermerkt werden!

Material zum Erregernachweis

Liquor

Liquor ist das Untersuchungsmaterial der ersten Wahl zum Erregernachweis bei Meningitis.

MATERIALGEWINNUNG

Bei Verdacht auf akute (eitrige) Meningitis ist **sofort** eine Lumbalpunktion unter *aseptischen Kautelen* durchzuführen.

Aber: Zuvor ist auf Zeichen einer *intrakraniellen Drucksteigerung* und auf *neurologische Herdsymptome* zu achten:

* Stauungspapille (oft erst nach längerer Druckerhöhung!)
* Kopfschmerzen
* Erbrechen
* Bewußtseinseintrübung
* *umschriebene Störungen der Motorik oder Sensibilität*

Achtung! Bei diesen Symptomen ist die Lumbalpunktion zum Erregernachweis nur mit sehr großer Vorsicht durchzuführen, da die Gefahr einer Einklemmung von Gehirnteilen im Tentoriumschlitz oder im Foramen magnum besteht. Dies kann zu einer lebensgefährlichen Schädigung der Atmungs-, Kreislauf- und Temperaturregulationsstrukturen führen.
Sofern es die klinische Symptomatik erlaubt, sollte in diesen Fällen *vor der Liquorgewinnung ein Computertomogramm* des Kopfes (CCT) angefertigt werden (Blutung?, Abszeß?, etc.).
Die Indikation zum Erregernachweis durch Liquorgewinnung sollte trotz der Gefahren eher großzügig gestellt werden - eine interdisziplinäre Entscheidung (Neurologen, Neurochirurgen,...) ist in allen Zweifelsfällen anzustreben.

Der Liquor ist in ein **steriles, fest verschließbares Gefäß** zu gewinnen.

Akute Meningitis

MATERIALVERSAND

1. Möglichkeit

Sofortiger Transport ins mikrobiologische Labor und sofortige Verarbeitung sind gewährleistet.

Der Liquor (**nativ**) ist in einem **sterilen, fest verschließbaren,** mit den **Patientendaten,** dem **Absender** und der **Materialbezeichnung beschrifteten Transportgefäß** zu versenden.

Menge:	mindestens 1 - 2 ml (je mehr desto besser)
Lagerung/Transport:	bei Zimmertemperatur

Es ist ein Anforderungsschein für die mikrobiologische Untersuchung mit Kennzeichnung der **Patientendaten,** des **Absenders,** des **Untersuchungsmaterials,** der **Fragestellung** und **Besonderheiten in der Anamnese** auszufüllen und mitzuschicken!

beachte: Folgende Untersuchungen werden *nur auf besondere Anforderung* durchgeführt:

* *Nachweis von Mykobakterien*
* *Nachweis von Amöben*
* *Nativ-, Tuschepräparat zur Darstellung von Cryptococcus neoformans*
* *Antigennachweise*
* *Antikörpernachweise*

Diese Fragestellungen erfordern eine *besondere Kennzeichung auf dem Anforderungsschein.*
U. U. ist eine größere Menge Liquor, für den Nachweis von Mykobakterien ist eine *zusätzliche* Liquorprobe notwendig.

2. Möglichkeit

Ein *längerer* Transport ins mikrobiologische Labor ist zu erwarten.

Der Liquor ist unter sterilen Kautelen in eine **Blutkulturflasche** (aerob, Hirn-Herz-Bouillon) zu geben. *Verfallsdatum beachten!*
Die Blutkulturflasche ist mit den **Patientendaten,** dem **Absender** und der **Materialbezeichnung** zu beschriften.

Menge: mindestens 1 ml pro Flasche
Lagerung/Transport: bei 36 °C (vorgewärmter Transportbehälter)

Es ist ein Anforderungsschein für die mikrobiologische Untersuchung mit Kennzeichnung der **Patientendaten,** des **Absenders,** des **Untersuchungsmaterials,** der **Fragestellung** und **Besonderheiten in der Anamnese** auszufüllen und mitzuschicken!

beachte: Folgende Untersuchungen können mit diesem Material **nicht** durchgeführt werden:

> * *Mikroskopische Präparate*
>> Grampräparate
>> Nativ-, Tuschepräparate zur Darstellung von Cryptococcus neoformans
>> Nachweis von Amöben
> * *Anzucht von Mykobakterien*
> * *Antigennachweise*
> * *Antikörpernachweise*

Für diese Untersuchungen ist *zusätzlich* Liquor einzusenden (s. Möglichkeit 1).

Achtung! Da nur ein mikroskopisches Präparat eine schnelle Verdachtsdiagnose ermöglicht, ist bei dieser Versandart eine *zusätzliche Liquorprobe* für eine mikroskopische Untersuchung *obligat!*

3. Möglichkeit: für Antigen-, Antikörpernachweise und für virologische Untersuchung

wie Möglichkeit 1, aber: Lagerung bei 4 °C

Blutkulturen

Viele eitrige Meningitiden entstehen durch hämatogene Streuung. Daher ist es möglich, den Erreger in Blutkulturen nachzuweisen.
Es handelt sich aber nur um eine *zusätzliche* Methode!

MATERIALGEWINNUNG

Das Blut ist durch Venenpunktion (z. B. mit Blutkulturbesteck) zu gewinnen. Die Abnahme aus liegenden Kathetern kann das Untersuchungsergebnis verfälschen!
Das Blut ist unter *sterilen Kautelen* in Blutkulturflaschen (aerob, anaerob) zu geben.

Zeitpunkt: im Fieberanstieg, möglichst **vor** Chemotherapie
Anzahl: 3 Probenpaare (Abstand nach klinischen Gesichtspunkten)

MATERIALVERSAND

Die Blutkulturflaschen sind mit den **Patientendaten**, dem **Absender** und der **Materialbezeichnung** zu beschriften.
Bei mehreren, unabhängig voneinander gewonnenen Proben muß die **Reihenfolge** der Entnahme rekonstruierbar sein.

Menge: mindestens 10 ml Blut (Marke auf der Flasche)
Lagerung/Transport: bei 36 °C (vorgewärmter Transportbehälter)

Es ist ein Anforderungsschein für die mikrobiologische Untersuchung mit Kennzeichnung der **Patientendaten,** des **Absenders,** des **Untersuchungsmaterials,** der **Fragestellung** und **Besonderheiten in der Anamnese** auszufüllen und mitzuschicken!

Management

Die diagnostischen Maßnahmen müssen *sofort* durchgeführt werden:
Sollte ein Mikrobiologe nicht rechtzeitig zur Verfügung stehen, muß ein mikroskopisches Präparat vom behandelnden Arzt selbst angefertigt und beurteilt werden.
Zusätzlich muß Untersuchungsmaterial zur Anzucht des Erregers an ein mikrobiologisches Labor geschickt werden.
Spätestens nach 30 min soll die kalkulierte Initialtherapie eingeleitet sein.

1.   *Anamnese* und *körperliche Untersuchung*

2.   Bei Zeichen einer *intrakraniellen Drucksteigerung* oder bei *neurologischen Herdzeichen:* Durchführung einer kranialen Computertomographie.
Bei Diagnose eines Hirnabszesses: weiter mit Management bei Hirnabszessen.

3.   *Gewinnung von Liquor (Lumbalpunktion).* Die Indikation zur Lumbalpunktion muß weit gefaßt werden. Auch bei erhöhtem intrakraniellen Druck kann Liquor gewonnen werden, ohne daß es zur Einklemmung des Hirnstamms kommt. Die Entscheidung zur Liquorgewinnung sollte, besonders bei Patienten mit Zeichen einer intrakraniellen Drucksteigerung, in Zusammenarbeit mit Neurologen und Neurochirurgen getroffen werden.

4.   *Einleitung einer antimikobiellen Chemotherapie: kalkulierte Initialtherapie.* In aller Regel kann die Lumbalpunktion und die Beurteilung des Grampräparats vor Einleitung einer antimikrobiellen Chemotherapie durchgeführt werden.

Unter Berücksichtigung des Grampräparats und anamnestischer Besonderheiten, die einen Einfluß auf das Erregerspektrum haben, kann eine kalkulierte Initialtherapie eingeleitet werden:

Patient/Anamnese	mikroskopischer Befund	kalkulierte Initialtherapie
Früh-/Neugeborene	gramnegative Stäbchen grampositive Stäbchen	Ampicillin plus Cephalosporin der 3. Generation (z. B. Cefotaxim) oder Gentamicin
	grampositive Kettenkokken	Penicillin G
Herpes genitalis der Mutter		Aciclovir (ggf. dazu)
Schädelverletzung Liquorrhoe	grampositive Kokken gramnegative Stäbchen	Flucloxacillin plus Ceftriaxon oder Ceftazidim
Kinder	zarte gramnegative Stäbchen	Ampicillin plus Cephalosporin der 3. Generation (z. B. Cefotaxim)
	gramnegative Kokken	Penicillin G
	lanzettförmige, grampositive Diplokokken	Penicillin G
Schädelverletzung Liquorrhoe	grampositive Kokken gramnegative Stäbchen	Flucloxacillin plus Ceftriaxon oder Ceftazidim

Akute Meningitis

Erwachsene	lanzettförmige, grampositive Diplokokken	Penicillin G
	gramnegative Kokken	Penicillin G
	säurefeste Stäbchen	tuberkulostatische (Dreifach)Therapie (INH, Rifampicin und Pyrazinamid[1])
Immunkompromittierung	Sproßpilzzellen	Amphotericin B plus Flucytosin
	grampositive Stäbchen	Ampicillin
	verzweigte, grampositive Stäbchen	Amikazin plus Imipenem[2]
Schädelverletzung Liquorrhoe	grampositive Kokken gramnegative Stäbchen	Flucloxacillin plus Ceftriaxon oder Ceftazidim
Infektion des oberen Respirationstrakts	zarte, gramnegative Stäbchen	Cephalosporin der 3. Generation (z. B. Cefotaxim) oder Ampicillin
	lanzettförmige, grampositive Diplokokken	Penicillin G

---

[1] s. auch Anhang "Mykobakterien: Untersuchungsmaterial und Hinweise zum Management"
[2] Imipenem hat sich zwar in einzelnen Fällen als günstig erwiesen, bisher ist Imipenem aber für diese Indikation vom Bundesgesundheitsamt nicht zugelassen.

| Chronische Infektion im Bereich des Ohrs (Pseudomonas aeruginosa) | gramnegative Stäbchen | Acylureidopenicillin plus Aminoglykosid oder Ceftazidim (plus Aminoglykosid) |

Folgende Besonderheiten sind bei der Auswahl der antimikrobiellen Substanzen für die kalkulierte Initialtherapie zu beachten:

| bei Penicillinunverträglichkeit | Chloramphenicol statt Penicilline |
| bei nicht klärbaren Situationen | Flucloxacillin plus Cephalosporin der 3. Generation (z. B. Cefotaxim, Ceftriaxon) |

5. **Achtung!** Der Nachweis von Mikroorganismen im Liquor oder in Blutkulturen wird dem Einsender umgehend mitgeteilt! Daher: **Telefonnummer angeben!**

6. *Meldepflicht: Erkrankung* und *Tod* an Meningokokken-Meningitis, anderen bakteriellen Meningitiden, Virus-Meningoencephalitis und übrigen Formen (§ 3 Abs. 2 BSeuchG).

Hirnabszesse

Symptomatik

Hirnabszesse sind **lebensbedrohliche** Erkrankungen.
Daher ist es wichtig, deren Symptomatik zu erkennen, und sofort die richtigen
Konsequenzen zu ziehen.

Es muß **sofort** gehandelt werden, andernfalls ist mit irreversiblen Hirnschäden oder gar mit dem Tod des Patienten zu rechnen!

Symptome	Anmerkungen
Kopfschmerzen	*häufigstes Symptom* oft halbseitig, aber auch generalisiert
Umschriebene neurologische Störungen	meist Hemiparesen (Halbseitenlähmung)
Bewußtseinsstörungen	leichte Vigilanzstörung bis zu schwerem Koma
Fieber	

Nur selten, in schweren Fällen, wird das Bild einer akuten Meningitis imitiert.

Entfernt gelegene Herde (hämatogene Streuung) verursachen meist multiple
Abszesse, besonders im Versorgungsgebiet der A. cerebri media im Bereich
der Mark-Kortex-Grenze (schlechteste Flußbedingungen → beste Absied-
lungsmöglichkeit).

Nah gelegene Herde (Durchwanderung) verursachen meist einzelne Abszesse.

Aber: Die Symptome können nur schwach und verwaschen sein.

Verlauf

Nahezu symptomlose, aber auch fulminante Verläufe kommen vor.
Durchschnittliche Dauer: < 2 Wochen.
Es gibt schleichende Verläufe.
Schubartige Verläufe ggf. mit progredienter Verschlechterung können vor-
kommen.

Differentialdiagnose

andere raumfordernde Prozesse, besonders Tumoren oder Massenblutun-
gen
andere Prozesse mit umschriebener Schädigung von Hirngewebe (z. B.
Durchblutungsstörungen: Schlaganfall)

Hirnabszesse

Erregerspektrum

Anamnestische Daten können wichtige Hinweise auf den Erreger geben und
so eine Entscheidungshilfe für die Initialtherapie, besonders für die Auswahl
antimikrobieller Chemotherapeutika sein.

Anamnestische Daten	häufige Erreger
OP/Trauma	Staphylococcus aureus Streptokokken Peptostreptokokken gramnegative Stäbchen Clostridium spp.
Otitis/Mastoiditis/Sinusitis	Streptokokken Peptostreptokokken Bacteroides spp. gramnegative Stäbchen Staphylokokken: bes. Staphylo- coccus aureus Fusobacterium spp. Haemophilus influenzae
Kongenitale Herzfehler (Transposition, Fallot-Tetralogie)	Streptokokken: bes. vergrünende und Peptostreptokokken Haemophilus influenzae
Endokarditis	Staphylokokken Streptokokken
Lungenerkrankungen	Fusobacterium spp. Bacteroides spp. Streptokokken

	Actinomyces spp. Nocardia spp.
Immunkompromittierung[1]	Pilze: bes. Aspergillus spp. Toxoplasma gondii Nocardia spp. gramnegative Stäbchen

Erreger nach Häufigkeit

Streptokokken (bes. anaerobe)	60 - 70%
Bacteroides spp.	20 - 40%
Enterobacteriaceae	23 - 33%
Staphylococcus aureus	10 - 15%
Pilze	10 - 15%
andere Erreger	< 1%

---

[1] s. auch Anhang „Erregerspektrum bei Immunkompromittierten".

Hirnabszesse

Material zum Erregernachweis

Abszeßpunktat oder exzidiertes Abszeßmaterial ist das Untersuchungsmaterial der Wahl zum Erregernachweis bei Hirnabszessen.

MATERIALGEWINNUNG

Die Materialgewinnung erfolgt durch Abszeßpunktion oder Exzision des Abszesses.

Wenn *weniger als 1 ml* Material zur Verfügung steht, ist ein *Abstrich*tupfer zu verwenden.

Das Material ist in ein **steriles, fest verschließbares Gefäß** zu gewinnen.

MATERIALVERSAND

1. Möglichkeit

Das Abszeßmaterial ist in einem **sterilen, fest verschließbaren,** mit den **Patientendaten,** dem **Absender** und der **Materialbezeichnung beschrifteten Transportgefäß (Transportmedium!)** zu versenden.

Menge: so viel wie möglich
                                         Wenn *weniger als 1 ml* Material zur Verfügung steht, ist ein *Abstrichtupfer* (mit *Transportmedium*) zu verwenden.

Lagerung/Transport: 4 °C (im Transportmedium)

Es ist ein Anforderungsschein für die mikrobiologische Untersuchung mit Kennzeichnung der **Patientendaten,** des **Absenders,** des **Untersuchungsmaterials,** der **Fragestellung** und **Besonderheiten in der Anamnese** auszufüllen und mitzuschicken!

beachte: Folgende Untersuchungen werden *nur auf besondere Anforderung* durchgeführt:

* *Nativ-, Tuschepräparat zum Nachweis von Cryptococcus neo-formans*
* *Nachweis von Amöben*
* *Nachweis von Mykobakterien*

Diese Untersuchungen müssen speziell angefordert werden (Fragestellung auf dem Begleitschein!)

Folgende Untersuchungen können mit Abstrichmaterial **nicht** durchgeführt werden:

* *Nachweis von Amöben*
* *Antigennachweise*
* *Nachweis von Mykobakterien*

Für diese Untersuchungen ist *zusätzlich* Material einzusenden.

Vermerken Sie den Verdacht auf eine *Aktinomykose* oder *Nocardiose*, damit die Inkubationszeiten adäquat verlängert werden können!!!

2. Möglichkeit

Diese Möglichkeit ist besonders dann zu wählen, wenn ein *längerer* Transport ins mikrobiologische Labor zu erwarten ist, oder die Materialgewinnung *nach Beginn einer antimikrobiellen Therapie* erfolgt (Verdünnungseffekt, ggf. Zugabe einer Breitband-Betalaktamase, erhältlich im mikrobiologischen Labor).

Das Abszeßmaterial ist unter sterilen Kautelen in eine **Blutkulturflasche** (aerob, Hirn-Herz-Bouillon) zu geben. *Verfallsdatum beachten!*

Hirnabszesse

Die Blutkulturflasche ist mit den **Patientendaten,** dem **Absender** und der **Materialbezeichnung** zu beschriften.

Menge: mindestens 1 ml pro Flasche
Lagerung/Transport: bei 36 °C (vorgewärmter Transportbehälter)

Es ist ein Anforderungsschein für die mikrobiologische Untersuchung mit Kennzeichnung der **Patientendaten,** des **Absenders,** des **Untersuchungsmaterials,** der **Fragestellung** und **Besonderheiten in der Anamnese** auszufüllen und mitzuschicken!

beachte: Folgende Untersuchungen können mit diesem Material **nicht** durchgeführt werden:

> * *Mikroskopische Präparate*
>> * Grampräparate
>> * Nativ-,Tuschepräparate zur Darstellung von Cryptococcus
>>   neoformans
>> * Nachweis von Amöben
> * *Anzucht von Mykobakterien*

Für diese Untersuchungen ist *zusätzlich* Abszeßmaterial einzusenden (s. Möglichkeit 1).

Achtung! Da nur ein mikroskopisches Präparat eine schnelle Verdachtsdiagnose ermöglicht, ist bei dieser Versandart eine *zusätzliche Materialprobe* für eine mikroskopische Untersuchung *erforderlich!*

Vermerken Sie den Verdacht auf eine *Aktinomykose* oder *Nocardiose*, damit die Inkubationszeiten adäquat verlängert werden können!!!

Management

1. Gründliche Anamnese und körperliche Untersuchung (inkl. neurologischem Befund).

2. Durchführung einer *Computertomographie des Kopfes*.

3. Bei Diagnosebestätigung:
    Durchführung der *chirurgischen Therapie* (Aspiration via Bohrloch oder Exzision nach Trepanation) ggf. mit Herdsanierung.
    Aber: eine alleinige *nichtoperative* Therapie wird bei Vorliegen folgender Kriterien indiziert sein:

    * *multiple Abszesse (bes. wenn sie weit voneinander entfernt sind)*
    * *nicht zugängliche Abszesse*
    * *zusätzliches Vorliegen einer Meningitis oder Ependymitis*
    * *stark erhöhtes Operationsrisiko*
    * *nicht abgekapselte Abszesse (Aspiration kann zu gefährlichen Blutungen führen.)*

    Einsendung des gewonnenen Materials zur mikrobiologischen und pathologischen Diagnostik.

    Einleitung einer *antimikrobiellen Chemotherapie*, die die wahrscheinlichsten Erreger abdeckt:

Patient/Anamnese	kalkulierte Initialtherapie
Immungesunde:	Penicillin G plus Metronidazol oder Chloramphenicol

Hirnabszesse

dazu bei:	
OP/Trauma	Flucloxacillin
	Ceftazidim
Immunsupprimierte	Pyrimethamin
	u. U. Aciclovir
	Amikazin, Imipenem[1,2]
	Amphotericin B, Flucytosin

Die Dauer der antimikrobiellen Chemotherapie ist noch nicht abschließend geklärt. Die Empfehlungen reichen von 4 Wochen bis zu 6 Monaten.

beachte: bei fulminanten Verläufen kann eine frühzeitige, d. h. vor CCT und Materialgewinnung beginnende antimikrobielle Chemotherapie erfordern.

beachte: Diagnostisch im Vordergrund stehen Klinik und Radiologie, nicht die Mikrobiologie.

Aber: bei Versagen oder Nichtdurchführbarkeit der üblichen Therapie ist mit allen Mitteln ein Erregernachweis zu versuchen, damit eine gezielte Therapie eingeleitet werden kann.
Die betreffenden Maßnahmen dürfen nicht verzögert werden!!!

---

[1] In letzter Zeit werden zunehmend multiresistente Nocardia spp., bes. N. farcinica, isoliert. Diese Isolate sind meist nur gegen Amikazin, gelegentlich auch gegen Imipenem empfindlich. Eine Einbeziehung von Amikazin in die Therapie von Hirnabszessen bei Immunsupprimierten scheint daher dringend geboten, auch bei Nierentransplantatempfängern.

[2] Imipenem hat sich zwar in einzelnen Fällen als günstig erwiesen, bisher ist Imipenem aber für diese Indikation vom Bundesgesundheitsamt nicht zugelassen.

Subduralempyem, Epiduralabszeß und septische intrakranielle Thrombophlebitis

Symptomatik

Diese intrakraniellen Infektionen sind **lebensbedrohliche** Erkrankungen. Daher ist es wichtig, ihre Symptome zu erkennen, und die richtigen Konsequenzen zu ziehen.

Es muß **sofort** gehandelt werden, andernfalls ist mit irreversiblen Hirnschäden oder gar dem raschen Tod des Patienten zu rechnen!

Symptome	Anmerkungen
Fieber	
Kopfschmerzen	anfangs begrenzt, später generalisiert
umschriebene neurologische Störungen	Hemiparese, -anopsie, sensible Ausfälle
meningeales Reizsyndrom	Nackensteifigkeit, etc. (s. Meningitis)
neurologische Ausfälle im Drainagegebiet des betroffenen Sinus	bei Thrombophlebitis

Meist besteht eine Otitis oder Sinusitis.

Subduralempyem,...

Eine frühzeitige antimikrobielle Chemotherapie kann die Symptome ver-
schleiern!

Verlauf

meist schnell
Ein chronischer Verlauf kann vorkommen.

Erregerspektrum

Abhängig von der Lokalisation der Primärinfektion:

Lokalisation der Primärinfektion	am ehesten zu erwartende Erreger
Nasennebenhöhlen	Streptokokken Peptostreptokokken (andere) Anaerobier Staphylococcus aureus
Otitis media/Mastoiditis	Staphylococcus aureus Streptokokken Peptostreptokokken (andere) Anaerobier gramnegative Stäbchen
nach chirurgischen Eingriffen im Kopfbereich	Staphylococcus aureus gramnegative Stäbchen
weiter entfernte Herde	obige Erreger je nach Lokalisation

Material zum Erregernachweis

Der Eiter ist das Untersuchungsmaterial der Wahl, die Modalitäten entsprechen denen bei Hirnabszeßmaterial

Management

1. Anamnese und körperliche Untersuchung zur Stellung der Verdachtsdiagnose.
2. Durchführung einer *Computertomographie des Kopfes (CCT)*.
3. Falls das CCT nicht zur Diagnose führt: Durchführung einer *Angiographie der Hirngefäße*.
4. Therapie:
   Chirurgische Ausräumung des Eiters (Bei septischer Thrombophlebitis ist die antimikrobielle Chemotherapie Therapie der ersten Wahl.)
   Einsendung von Material zum *Erregernachweis* (s. Hirnabszeß)
   Antimikrobielle Chemotherapie:
   Initial: Flucloxacillin plus Metronidazol
   alternativ: Chloramphenicol plus Cephalosporin der 3. Generation (z. B. Cefotaxim, Ceftriaxon)
   bei Penicillinallergie: Vancomycin, Chloramphenicol
   später: nach Antibiogramm

   Beginn: vor der chirurgischen Therapie
   Dauer: mindestens 3 Wochen

Augeninfektionen

Konjunktivitis

Symptomatik

Symptome	Anmerkungen
Juckreiz	
Brennen	
Fremdkörpergefühl	(Schmerz)
Lichtscheu	
Tränen	
Lidkrampf	Blepharospasmus
konjunktivale Hyperämie	Injektion (peripher stärker)
trübe und verdickte Bindehaut	Chemosis: Ödem
Keine Sehstörung!	
Einbeziehung der Hornhaut häufig:	Keratokonjunktivitis
	<u>Chlamydieninfektionen:</u>
konjunktivale Hyperämie	Neugeborenen-
Lidödem	Einschlußkörperkonjunktivitis
starkes Exsudat	
follikuläre Entzündung	Einschlußkörperkonjunktivitis
besonders an der Unterlidkonjunktiva	
keine Pannunsbildung	
chronische follikuläre Keratokonjunktivitis	Trachom
Hornhauttrübung	
Pannusbildung	
Visusverlust	

Konjunktivitis

Für die symptomatischen Besonderheiten der unterschiedlichen Konjunktivitisformen muß auf die Lehrbücher der Augenheilkunde verwiesen werden.

Erregerspektrum

am ehesten zu erwartende Erreger[1]	Anmerkungen
Streptococcus pneumoniae Staphylococcus aureus[2] Staphylococcus epidermidis[2] Haemophilus influenzae (Kinder)	in der Regel unbekapselte Stämme
Neisseria gonorrhoeae	besonders schnell fortschreitend sehr starke Entzündungsreaktion (Eiter +++)
Corynebacterium diphtheriae	Pseudomembranen
Moraxella lacunata	Blepharitis angularis (mit nässendem Ekzem der Lidhaut)

---

[1] Andere Erreger können auch vorkommen, sind aber deutlich weniger wahrscheinlich.

[2] Zur Standortflora der Bindehaut gehören Staphylococcus epidermidis, Diphtheroide, Propionibacterium acnes und Staphylococcus aureus (in geringerer Frequenz Streptokokken und gramnegative Stäbchen). Der Nachweis insbesondere von Staphylokokken kann daher schwierig zu interpretieren sein.

Chlamydia trachomatis	
Serotypen D-K	Neugeborenenkonjunktivitis
Serotypen D-K	Einschlußkörper- konjunktivitis
Serotypen A-C	Trachom
Staphylococcus aureus	Ophthalmia neonatorum
Streptococcus pyogenes (Gruppe A)	Ophthalmia neonatorum
Neisseria gonorrhoeae	Ophthalmia neonatorum
Chlamydia trachomatis (Serotyp D-K)	Ophthalmia neonatorum
Adenoviren (8, 19)	Patienten *hochkontagiös*[1]
Herpes-simplex-Viren	
Papova-Viren	
Picorna-Viren	
Ortho-, Paramyxoviren	
Enterovirus 70	akute hämorrhagische Konjunktivitis
Coxsackievirus A24	akute hämorrhagische Konjunktivitis

Viele andere Bakterien und Pilze kommen (seltener) vor.

---

[1] Übertragung durch Ärzte und Pflegepersonal oder durch kontaminierte Instrumente! (Händedesinfektion!)

Keratitis

Material zum Erregernachweis

Material der Wahl ist Bindehautsekret.

MATERIALGEWINNUNG

Das Sekret wird durch einen Bindehautabstrich (möglichst auch von dem nicht betroffenen Auge) gewonnen.

Achtung! Lokalanästhetika wirken antibakteriell, daher sollen sie erst nach Probenentnahme verabreicht werden.
beachte: Unterlid abstreifen; Keine Berührung des Lidrandes (Kontamination durch Standortflora)!

Achtung! Für den Nachweis von *Chlamydia trachomatis* sind ein *spezieller Chlamydienabstrichtupfer* und ein *spezielles Transportmedium* erforderlich (fertige Bestecke sind kommerziell erhältlich):

> Entfernung des eitrigen Sekrets mit einem sterilen Tupfer.
> Gewinnung von *schleimarmem, zellhaltigem* Untersuchungsmaterial mit dem Chlamydienabstrichtupfer.
> Den Tupfer in das sterile Transportgefäß geben.
> Ausdrücken des Transportmediums (aus einem Schwamm in dem Transportgefäß)
> → das Probenmaterial gelangt in das Transportmedium.

MATERIALVERSAND

Der Abstrich ist in einem **sterilen, fest verschließbaren,** mit den **Patientendaten,** dem **Absender** und der **Materialbezeichnung beschrifteten Transportgefäß (Transportmedium!)** zu versenden.

Menge: möglichst viel
Lagerung/Transport: bei Zimmertemperatur
bei 4 °C (Chlamydia trachomatis)
Transport im vorgekühlten Behälter

Für den Chlamydia-trachomatis-Nachweis sind die Lagerungs- und Transportbedingungen für die Nachweiswahrscheinlichkeit besonders bedeutsam!

Es ist ein Anforderungsschein für die mikrobiologische Untersuchung mit Kennzeichnung der **Patientendaten**, des **Absenders**, des **Untersuchungsmaterials**, der **Fragestellung** und **Besonderheiten in der Anamnese** auszufüllen und mitzuschicken!

beachte: Meldepflicht: Erkrankung und Tod an   Trachom
Diphtherie

Keratitis

Symptomatik

Jeder entzündliche Prozess in der Hornhaut stellt eine **Bedrohung für die Sehfunktion** dar; eine Perforation des Auges mit *Verlust des Auges* kann *innerhalb weniger Stunden* erfolgen. Daher muß sofort und adäquat gehandelt werden!

Symptome	Anmerkungen
Fremdkörpergefühl (Schmerz):	bei Lidschlag zunehmend
Tränen	
Lichtscheu	
Lidkrampf	Blepharospasmus
Sehstörung	oft sehr stark!
Transparenzverlust (Infiltrat)	
meist keine Sekretion	
Epitheldefekt, Ulkus	
Abszedierung möglich	
Rötung der Bindehaut	ziliare Injektion
Hypopyon mit Begleitiritis	Ulcus corneae serpens = Hypopyonkeratitis
Begleitkonjunktivitis	
	<u>Herpes-simplex-Keratitis</u> Primärinfektion
Vesikelbildung mit nachfolgender	meist subklinisch
Hornhautläsion (7 - 10 Tage später)	
Fremdkörpergefühl	Exazerbation

Photophobie *leichte Visusminderung* *einseitig schmerzhaftes Auge ohne Kojunktivitis* (Kinder) *Bläschenbildung* *dendritische Ulzerationen*	
trockenes Ulkus *massive Trübung*	bei Pilzinfektionen

Erregerspektrum

am ehesten zu erwartende Erreger[1]	Anmerkungen
Staphylococcus aureus *Streptococcus pneumoniae* *Pseudomonas aeruginosa*	besonders schwerwie-gende Verlaufsformen: Perforation!
Enterobacteriaceae	
Staphylococcus epidermidis	bes. bei Immunkompromit-tierten
Neisseria gonorrhoeae	Penetration der intakten Cornea
Corynebacterium diphtheriae	

[1] Andere Erreger können auch vorkommen, sind aber deutlich weniger wahrscheinlich.

Keratitis

Treponema pallidum	Lues connata (Hutchinson-Trias)
Mycobacterium tuberculosis	
Mycobacterium fortuitum	
Mycobacterium chelonei	chronischer Verlauf, nicht eitrig
Chlamydia trachomatis	
Herpes-simplex-Viren	primär und rekurrierend
Varizella-Zoster-Virus	Zoster ophthalmicus
Adenoviren (8, 19)	*hoch kontagiös*[1]
Candida spp.	
Aspergillus spp.	
andere Fadenpilze	rasche Ausbreitung nach intrakraniell möglich!
Acanthamoeba	

Viele andere Bakterien und Pilze sind als Erreger beschrieben worden.

beachte: Überempfindlichkeitsreaktionen gegen Bakterien und Bakterienprodukte (Staphylokokkentoxine, Mycobacterium tuberculosis)

Zur Differentialdiagnose nichtinfektiöser Ursachen einer Keratitis muß auf die Lehrbücher der Augenheilkunde verwiesen werden.

---

[1] Übertragung durch Ärzte und Pflegepersonal oder durch kontaminierte Instrumente! (Händedesinfektion!)

Material zum Erregernachweis

Hornhaut-Ulkus-Material ist das Untersuchungsmaterial der Wahl zum Erregernachweis.

MATERIALGEWINNUNG

Abstrich vom Zentrum zum Rand des Hornhaut-Ulkus.
Wegen der sehr geringen Probenmenge kann eine Direktanlage günstig sein.

Achtung! Lokalanästhetika wirken antibakteriell, daher sollen sie erst nach Probenentnahme verabreicht werden.
beachte: Unterlid abstreifen; Keine Berührung des Lidrandes (Kontamination durch Standortflora)!

Achtung! Für den Nachweis von *Chlamydia trachomatis* sind ein *spezieller Chlamydienabstrichtupfer* und ein *spezielles Transportmedium* erforderlich (fertige Bestecke sind kommerziell erhältlich):

Entfernung des eitrigen Sekrets mit einem sterilen Tupfer.
Gewinnung von *schleimarmem, zellhaltigem* Untersuchungsmaterial mit dem Chlamydienabstrichtupfer.
Den Tupfer in das sterile Transportgefäß geben.
Ausdrücken des Transportmediums (aus einem Schwamm in dem Transportgefäß)
→ das Probenmaterial gelangt in das Transportmedium.

MATERIALVERSAND

Der Abstrich ist in einem **sterilen, fest verschließbaren,** mit den **Patientendaten,** dem **Absender** und der **Materialbezeichnung beschrifteten Transportgefäß (Transportmedium!)** zu versenden.

Enophthalmitis

Menge: möglichst viel

Lagerung/Transport: bei Zimmertemperatur
                                bei 4 °C (Chlamydia trachomatis)
                                Transport im vorgekühlten Behälter

                                *Für den Chlamydia-trachomatis-Nachweis sind
                                die Lagerungs- und Transportbedingungen für
                                die Nachweiswahrscheinlichkeit besonders be-
                                deutsam!*

Es ist ein Anforderungsschein für die mikrobiologische Untersuchung mit
Kennzeichnung der **Patientendaten,** des **Absenders,** des **Unter-
suchungsmaterials,** der **Fragestellung** und **Besonderheiten in der
Anamnese** auszufüllen und mitzuschicken!

Folgende Untersuchungen werden *nur auf besondere Anforderung* durchgeführt:

        * *Nachweis von Mykobakterien*
        * *Nachweis von Acanthamoeba*

Diese Fragestellungen erfordern eine *besondere Kennzeichung auf dem Anforderungsschein.*
U. U. ist eine größere Menge Material, für den Nachweis von Mykobakterien
ist eine *zusätzliche* Probe notwendig.

Endophthalmitis

Symptomatik

Die Endophthalmitis ist die schwerste Augeninfektion. Das **Sehvermögen** ist **auf das stärkste gefährdet.**

Symptome	Anmerkungen
Akut: 24-48 Stunden	bei Pilzinfektionen länger
Zunehmende starke Schmerzen	seltener bei endogener Endophthalmitis
Zunehmende Visusverschlechterung	
Hyperämie	
Chemosis	
Lidödem	
Korneaödem	
Iridozyklitis mit Hypopyon *entzündliche Reaktionen im Glaskörper*	

Jederzeit kann es zur Panophthalmitis kommen!

Anamnese

Operation im Bereich der Augen
Trauma: penetrierend   dann: eher Befall hinterer Augenabschnitte

Neugeborene und Wöchnerinnen
Immunkompromittierung   (endogen)
Drogenmißbrauch   (endogen)

Endophthalmitis

Erregerspektrum

Zugangsweg (s. a. Anamnese)	am ehesten zu erwartende Erreger[1]
postoperativ	*Staphylococcus aureus*
	Pseudomonas aeruginosa
	Staphylococcus epidermidis
	Streptococcus pneumoniae
	andere Streptokokken
	Proteus spp.
posttraumatisch	verschiedene Bakterien kommen in Frage
	Bacillus spp. (bes. progressiver Verlauf)
exogen:	Aspergillus spp.
	Candida spp.
	u. a.
endogen	Staphylococcus aureus
bes. bei Immunkompromittierten	Streptococcus pneumoniae
und Drogenabhängigen	Haemophilus influenzae
	Neisseria meningitidis
	Bacillus spp. (B. cereus)
	Mycobacterium spp.
	Nocardia spp.
	Treponema pallidum
	Candida albicans

[1] Andere Erreger können auch vorkommen, sind aber deutlich weniger wahrscheinlich.

andere Pilze:	Aspergillus spp., Cryptococcus neoformans,...

Viren (Herpes-simplex-, Varizella-Zoster-
Cytomegalovirus, ...)
Parasiten (Toxoplasma gondii, Toxocara
spp.,...)

Zur Differentialdiagnose auch nichtinfektiöser Ursachen für eine Endophthalmitis muß auf die Lehrbücher der Augenheilkunde verwiesen werden.

Material zum Erregernachweis

Intraokuläre Flüssigkeit ist das Untersuchungsmaterial der Wahl zum Erregernachweis.

MATERIALGEWINNUNG

Aspiration intraokulärer Flüssigkeit aus dem betroffenen Gebiet.

beachte: Keine Berührung des Lidrandes (Kontamination durch Standortflora) bei der Probennahme.

Wegen der extrem geringen Probenmenge ist eine Direktanlage empfehlenswert, z. B. in Blutkulturflaschen.

Das Aspirat ist in ein **steriles, fest verschließbares Gefäß** zu gewinnen!

Endophthalmitis

MATERIALVERSAND

Der Abstrich ist in einem **sterilen, fest verschließbaren,** mit den **Patientendaten,** dem **Absender** und der **Materialbezeichnung beschrifteten Transportgefäß (Transportmedium!)** zu versenden.

Menge: möglichst viel

Lagerung/Transport: bei Zimmertemperatur
                                bei 37 °C (Blutkulturflaschen)

Es ist ein Anforderungsschein für die mikrobiologische Untersuchung mit
Kennzeichnung der **Patientendaten,** des **Absenders,** des **Unter-
suchungsmaterials,** der **Fragestellung** und **Besonderheiten in der
Anamnese** auszufüllen und mitzuschicken!

Folgende Untersuchungen werden *nur auf besondere Anforderung* durchgeführt

   * *Nachweis von Mykobakterien*
   * *Parasitennachweise*

Diese Fragestellungen erfordern eine *besondere Kennzeichung auf dem Anforderungsschein.*
U. U. ist eine größere Menge Material, für den Nachweis von Mykobakterien
ist eine *zusätzliche* Probe notwendig.
Der Verdacht auf *Nocardiose* oder *Aktinomykose* müssen auf dem Anforderungsschein gekennzeichnet werden, um die Inkubationszeiten adäquat zu
verlängern.
Die genannten Untersuchungen und mikroskopische Präparate können nicht
mit Material in Blutkulturflaschen durchgeführt werden.

Orbitalphlegmone

Symptomatik

Die Orbitalphlegmone ist ein **lebensbedrohliche Erkrankung**. Neben dem rasche **Verlust des betroffenen Auges** kann es **jederzeit zu einem Durchbruch des eitrigen Prozesses ins Schädelinnere** kommen und damit zur eitrigen Meningitis.

Symptome	Anmerkungen
Fieber	
Lidödem	mit Einbeziehung der Umgebung
Rhinorrhoe	
Schmerzen in der Orbita	
erhöhter Bulbusdruck bei Palpation	
Kopfschmerzen	
Visus: normal	
schwarzrote Verfärbung	
Überwärmung	
konjunktivale Injektion	Hyperämie
Chemosis	
Proptose	
schmerzhaft eingeschränkte Augenmotilität	mechanisch

Orbitalphlegmone

Jederzeit kann ein *Durchbruch ins Schädelinnere* erfolgen mit Entwicklung einer *eitrigen Meningitis* oder einer *eitrigen Sinusthrombose*.

Anamnese

Sinusitis
Gesichtsfurunkel
Zahnkeimeiterungen
Sepsis

Erregerspektrum

am ehesten zu erwartende Erreger[1]	Anmerkungen
Staphylococcus aureus	
Streptococcus pyogenes	
Streptococcus pneumoniae	
Pseudomonas aeruginosa	
Haemophilus influenzae	Kinder < 5 Jahre
Anaerobier (auch Clostridien)	
Mycobacteria other than tuberculosis (MOTT)	Immunkompromittierte
Mycobacterium tuberculosis	selten
Treponema pallidum	selten
Aktinomyzeten	*Kanalikulitis*
Mucor spp.	

[1] Andere Erreger können auch vorkommen, sind aber deutlich weniger wahrscheinlich.

Aspergillus spp.	langsam (granulomatöse Entzündung) akut bei Immunkompromittierten
Trichinella spiralis	

Material zum Erregernachweis

Intraokuläre Flüssigkeit ist das Untersuchungsmaterial der Wahl zum Erregernachweis.

MATERIALGEWINNUNG

Aspiration intraokulärer Flüssigkeit aus dem betroffenen Gebiet.

beachte: Keine Berührung des Lidrandes (Kontamination durch Standortflora) bei der Probennahme.

Wegen der extrem geringen Probenmenge ist eine Direktanlage empfehlenswert, z. B. in Blutkulturflaschen.

Das Aspirat ist in ein **steriles, fest verschließbares Gefäß** zu gewinnen!

MATERIALVERSAND

Der Abstrich ist in einem **sterilen, fest verschließbaren,** mit den **Patientendaten,** dem **Absender** und der **Materialbezeichnung beschrifteten Transportgefäß (Transportmedium!)** zu versenden.

Augeninfektionen

Menge: möglichst viel

Lagerung/Transport: bei Zimmertemperatur
                                bei 37 °C (Blutkulturflaschen)

Es ist ein Anforderungsschein für die mikrobiologische Untersuchung mit
Kennzeichnung der **Patientendaten**, des **Absenders**, des **Unter-
suchungsmaterials**, der **Fragestellung** und **Besonderheiten in der
Anamnese** auszufüllen und mitzuschicken!

Folgende Untersuchungen werden *nur auf besondere Anforderung* durchgeführt

* *Nachweis von Mykobakterien*
* *Parasitennachweise*

Diese Fragestellungen erfordern eine *besondere Kennzeichung auf dem Anforderungsschein.*
U. U. ist eine größere Menge Material, für den Nachweis von Mykobakterien
ist eine *zusätzliche* Probe notwendig.
Der Verdacht auf *Nocardiose* oder *Aktinomykose* müssen auf dem Anforderungsschein gekennzeichnet werden, um die Inkubationszeiten adäquat zu
verlängern.
Die genannten Untersuchungen und mikroskopische Präparate können nicht
mit Untersuchungsmaterial in Blutkulturflaschen durchgeführt werden.

Management bei Augeninfektionen

Es sollte der *Erregernachweis* mit Hilfe der angegebenen Methoden geführt. Je schwerer das Krankheitsbild ist, desto schneller muß der Erreger isoliert, identifiziert und seine Empfindlichkeit gegenüber antimikrobiellen Chemotherapeutika bestimmt werden.

In diesem Rahmen kann nicht auf die unterschiedlichen Therapiemethoden der Augenheilkunde eingegangen werden, dazu muß auf die einschlägigen Lehrbücher verwiesen werden.
Was die Auswahl und Applikation antimikrobieller Substanzen betrifft, gilt folgende Empfehlung:

Je schwerwiegender ein Krankheitsprozeß ist, desto eher muß eine systemische Therapie erfolgen.
Die Auswahl und Applikationsart antimikrobieller Substanzen sollte dem Augenarzt überlassen werden.

Hinweise zu Infektionen des äußeren Auges (Lider)

Diese Infektionen sind aus mikrobiologischer Sicht wie Infektionen an anderen Hautstellen zu betrachten.

Infektionen im Bereich des Ohres

Symptomatik

Symptome	Anmerkungen
<u>Otitis externa</u>	Die Symptomatik entspricht der der betreffenden Hautinfektion.
Schmerzen	
Entzündungszeichen	
Effloreszenzen	im äußeren Gehörgang
<u>Otitis media</u>	betroffen: tpyischerweise *Kinder* (< *3 Jahre*)
Ohrenschmerzen	die Kinder halten das Ohr
Hörminderung	Schalleitungsstörung
Ausfluß aus dem Ohr	bei Trommelfelleröffnung
Fieber	
Abgeschlagenheit	
Trommelfell:	
Rötung	
Eingeschränkte Beweglichkeit	
Mittelohrerguß	
Tragusdruckschmerz	

Verlauf

Maligne Verläufe mit Nekrotisierung auch des umliegenden Gewebes kommen vor. Dabei kann es zu einem Durchbruch ins Schädelinnere kommen. Chronische Verläufe mit Zerstörung der Umgebung können vorkommen.

Komplikationen

Mastoiditis
Durchbruch ins Schädelinnere

Erregerspektrum

Die Lokalisation des Entzündungsprozesses hat wesentlichen Einfluß auf das Erregerspektrum.

Erreger	Anmerkungen
<u>Otitis externa</u>	Das Erregerspektrum entspricht dem von Hautinfektionen:
Staphylococcus aureus *β-hämolysierende Streptokokken der Gruppe A:* *Streptococcus pyogenes* *Pseudomonas aeruginosa*	maligne Verläufe Schwimmerohr
Aspergillus spp. (A. niger) Candida spp.	
<u>Otitis media</u>	
Streptococcus pneumoniae *Haemophilus influenzae*	in der Regel unbekapselte Stämme
β-hämolysierende Streptokokken der Gruppe A: *Streptococcus pyogenes* *Staphylococcus aureus* *Moraxella catarrhalis*	
Enterobacteriaceae	

Pseudomonas aeruginosa	auch chronische Verläufe
Mycoplasma pneumoniae	
Aspergillus niger	bes. bei chronischen Verläufen
Viren	

Material zum Erregernachweis[1]

Mittelohrsekret ist das Untersuchungsmaterial der Wahl zum Erregernachweis.

MATERIALGEWINNUNG

Mittelohrsekret ist mit einem Abstrich zu gewinnen.

beachte: Die Hautflora des äußeren Gehörgangs kommt i. d. R. nicht als Otitis-media-Erreger in Betracht. Ausnahme: Staphylococcus aureus.

Der Abstrich muß mit einem **sterilen Tupfer** erfolgen.

MATERIALVERSENDUNG

Der Abstrich ist in einem **sterilen, fest verschließbaren,** mit den **Patientendaten,** dem **Absender** und der **Materialbezeichnung beschrifteten Transportgefäß** zu versenden.

Menge:	je mehr Material abgestrichen werden kann, desto besser
Lagerung/Transport:	bei Zimmertemperatur oder bei 4 °C Transport im vorgekühlten Behälter

---

[1] Zur Materialgewinnung bei Otitis externa s. u. Hautinfektionen

Infektionen im Bereich des Ohres

Es ist ein Anforderungsschein für die mikrobiologische Untersuchung mit Kennzeichnung der **Patientendaten,** des **Absenders,** des **Unter-suchungsmaterials,** der **Fragestellung** und **Besonderheiten in der Anamnese** auszufüllen und mitzuschicken!

beachte: Folgende Untersuchungen werden *nur auf besondere Anforderung* durchgeführt:

* *Anzucht von Mykobakterien*
* *Nachweis von Mycoplasma pneumoniae*

Diese Fragestellungen erfordern eine *besondere, zusätzliche Materialein-sendung!*

beachte: Mycoplasma pneumoniae kann nur in Speziallaboratorien ange-züchtet werden.
Diagnostische Methode der Wahl ist der Nachweis von Antikörpern: Mit ei-nem Titeranstieg ist nach 2-3 Wochen zu rechnen. Andere Nachweisverfah-ren (Hybridisierung) sind zur Zeit in Erprobung. Halten Sie Rücksprache mit dem Mikrobiologen.

Management

1.   Anamnese und körperliche Untersuchung

2.   Klinisch-apparative Untersuchungen und Gewinnung von Material zum Erregernachweis

      Insbesondere bei chronischen Formen ist es erforderlich den Erreger und dessen Empfindlichkeit gegen antimikrobielle Substanzen zu kennen.

3. Einleitung einer geeigneten Therapie:

Otitis externa
s. Hautinfektionen
bei malignen Formen pseudomonaswirksame Kombinationen (etwa
Acylureidopenicillin (z. B. Piperacillin) plus Aminoglykosid:

Otitis media
Initialtherapie: *Ampicillin/Amoxycillin*
                       Cephalosporine (z. B. Cefaclor)
                       Cotrimoxazol

nach Erregernachweis entsprechend dem Antibiogramm
bei Mykoplasmennachweis: Erythromycin oder Tetracyclin

Die Anwendung operativer Verfahren, die insbesondere bei chronischen Verläufen (Cholesteatom) durchgeführt werden, wird ausführlich in den Lehrbüchern der Hals-Nasen-Ohren-Heilkunde diskutiert.

Sinusitis

Symptomatik

Symptome	Anmerkungen
Zeichen eines „grippalen Infekts" Schnupfen „verstopfte" Nase Kopfschmerzen eitriger Ausfluß aus der Nase	
Fieber	gelegentlich
Klopfschmerz der Nebenhöhlen	

Verlauf

Chronische Verlaufsformen kommen vor, besonders nach traumatischen Eröffnungen der Nebenhöhlen (z. B. Zahnbehandlungen).

beachte: Ein *Durchbruch ins Schädelinnere ist möglich!* (Meningitis, Hirnabszeß,...)

Sinusitis

Erregerspektrum

Erreger	Anmerkungen
Streptococcus pneumoniae *Haemophilus influenzae* *Moraxella catarrhalis*	in der Regel unbekapselte Stämme
Staphylococcus aureus Streptococcus pneumoniae gramnegative Stäbchen	bes. bei Hospitalisierten und chronischen Verläufen
Viren	bes. Rhinoviren

Material zum Erregernachweis

Nasennebenhöhlenexsudat bzw. Nasennebenhöhlenspülflüssigkeit sind geeignet.
beachte: *Die Nasennebenhöhlen sind bei Gesunden steril!*

MATERIALGEWINNUNG

Das Nasennebenhöhlenexsudat bzw. die Nasennebenhöhlenspülflüssigkeit ist durch *Nasennebenhöhlenpunktion* zu gewinnen.

Ungeeignet sind alle Materialien, die durch die Nase gewonnen wurden, da sie stets mit der Standortflora der Nasenhöhle kontaminiert sind. Da dort häufige Erreger von Sinusitiden bereits bei Gesunden vorkommen, ist eine Befundbeurteilung nur äußerst eingeschränkt möglich.

Das Material ist in ein **steriles, fest verschließbares Gefäß** zu gewinnen.

MATERIALVERSAND

1. Möglichkeit

Sofortiger Transport ins mikrobiologische Labor ist gewährleistet.

Das Material ist in einem **sterilen, fest verschließbaren, mit den Patientendaten, dem Absender** und der **Materialbezeichnung beschrifteten Transportgefäß (Transportmedium!)** zu versenden.

Menge:	mindestens 1 - 2 ml
Lagerung/Transport:	bei Zimmertemperatur oder gekühlt

Es ist ein Anforderungsschein für die mikrobiologische Untersuchung mit Kennzeichnung der **Patientendaten**, des **Absenders**, des **Untersuchungsmaterials**, der **Fragestellung** und **Besonderheiten in der Anamnese** auszufüllen und mitzuschicken!

beachte: Folgende Untersuchungen werden *nur auf Anforderung* durchgeführt:

* *Nachweis von Mykobakterien*
* *Nachweis von Mycoplasma pneumoniae*

Diese Fragestellungen erfordern eine *zusätzliche Materialeinsendung!*
Zu Mykoplasmen s.o.

Sinusitis

2. Möglichkeit

Diese Möglichkeit ist besonders dann zu wählen, wenn ein *längerer* Transport ins mikrobiologische Labor zu erwarten ist oder die Materialgewinnung *nach Beginn einer antimikrobiellen Therapie* erfolgt (Verdünnungseffekt, ggf. Zugabe einer Breitband-Betalaktamase, erhältlich im mikrobiologischen Labor).

Das Material ist unter sterilen Kautelen in eine **Blutkulturflasche** (aerob, Hirn-Herz-Bouillon) zu geben. *Verfallsdatum beachten!*
Die Blutkulturflasche ist mit den **Patientendaten,** dem **Absender** und der **Materialbezeichnung** zu beschriften.

Menge:	mindestens 1 ml pro Flasche
Lagerung/Transport:	bei 36 °C (vorgewärmter Transportbehälter)

Es ist ein Anforderungsschein für die mikrobiologische Untersuchung mit Kennzeichnung der **Patientendaten,** des **Absenders,** des **Untersuchungsmaterials,** der **Fragestellung** und **Besonderheiten in der Anamnese** auszufüllen und mitzuschicken!

beachte: Folgende Untersuchungen können mit diesem Material **nicht** durchgeführt:

* Mikroskopische Präparate
* Nachweis von Mykobakterien
* Nachweis von Mycoplasma pneumoniae

Für diese Untersuchungen ist *zusätzlich* Material einzusenden. Es gelten die Bedingungen der Möglichkeit 1.

3. Möglichkeit: nur für virologische Untersuchung

wie Möglichkeit 1, aber: Lagerung bei 4 °C

Management

Die diagnostisch wichtigste Methode ist neben der klinischen Untersuchung
die Röntgenuntersuchung (Verschattung der Nebenhöhle).

Da das Erregerspektrum sehr gut dokumentiert ist, ist für den normalen Verlauf der Sinusitis kein Erregernachweis notwendig.
Bei schweren oder ungewöhnlichen Verläufen sollte ein Erregernachweis (s.
o.) geführt werden.

Bei Verdacht auf einen Durchbruch ins Schädelinnere *muß* ein Erregernachweis geführt werden.
U. U. kann schon eine Lumbalpunktion notwendig sein (Meningitisverdacht!).

Initialtherapie:	*Ampicillin/Amoxycillin* Cephalosporin (z. B. Cefaclor) Cotrimoxazol
später:	nach Erregernachweis und Antibiogramm
Dauer:	10 Tage

Die Anwendung operativer Verfahren, die insbesondere bei chronischen Verläufen verwendet werden, wird ausführlich in den Lehrbüchern der Hals-Nasen-Ohren-Heilkunde diskutiert.

beachte: Ein **Durchbruch ins Schädelinnere** mit nachfolgendem Hirnabszeß oder Meningitis ist möglich!

Pharyngitis/Tonsillitis

Symptomatik

Symptome	Anmerkungen

Pharyngitis/Tonsillitis

Schluckbeschwerden — schmerzhaft
vermehrter Speichelfluß
Mundgeruch
Zeichen eines "grippalen Infekts" — je nach Erreger
Schleimhautläsionen (Stippchen, Bläschen,...)
Schwellung regionärer Lymphknoten (bakteriell, EBV)

Scharlach
Scharlachexanthem — zusätzlich

Diphtherie
süßlicher Mundgeruch
Pseudomembranen — u. U. rasche Progredienz mit Verlegung der Atemwege und systemischer Ausbreitung

Notfall!
Klinische Diagnose!

Laborbefunde

Leukozytose
Blutsenkunggeschwindigkeit erhöht
Virozyten (aktivierte Lymphozyten): bei infektiöser Mononukleose (EBV)

Pharyngitis/Tonsillitis

Differentialdiagnose

Angina agranulocytotica

Erregerspektrum

Die mikrobiellen Ursachen für Pharnygitiden können in 3 etwa gleich große
Gruppen aufgeteilt werden:

Erreger	Anmerkungen
1. Viren	
Rhinoviren	ca. 20%
Coronaviren	ca. 5%
Adenoviren	ca. 5%
Herpes-simplex-Virus	ca. 4%
zu beachten sind:	
Coxsackie-A-Viren	Herpangina
Epstein-Barr-Virus	Pfeiffersches Drüsenfieber (infektiöse Mononukleose)
2. Bakterien	
Streptococcus pyogenes (= β-hämolysierende Streptokokken der Gruppe A)	ca. 20-30%

Corynebacterium diphtheriae

Neisseria gonorrhoeae
Mycoplasma pneumoniae
Anaerobier
(bes. Treponema Plaut-Vincent +   Angina Plaut-Vincent
Fusobacterium nucleatum)
Corynebacterium haemolyticum   diphtherieartiges Krankheitsbild

Sproßpilze (bes. Candida albicans)   Soor

3. unbekannt

Andere Bakterien (z. B. Mykobakterien) sind viel seltener!

Material zum Erregernachweis

Rachen-/Tonsillenabstrich

MATERIALGEWINNUNG

Möglichst lange nach Nahrungsaufnahme
Vermeiden von Kontamination durch Mundschleimhautflora durch Herunter-
drücken der Zunge mit einem Spatel
Abstreichen unter Drehung des sterilen Tupfers

Lokalisation: am verdächtigen Herd (Tonsille): Rand der Läsion
                bei Diphtherie *unter* den Pseudomembranen

Nach Materialentnahme ist der Abstrich **sofort in ein steriles Transportmedium** zu geben.

Pharyngitis/Tonsillitis

MATERIALVERSAND

Der Abstrich ist in einem **sterilen, fest verschließbaren,** mit den **Patientendaten,** dem **Absender** und der **Materialbezeichnung beschrifteten Transportgefäß** zu versenden.

Menge: so viel wie möglich!
Lagerung/Transport: bei Zimmertemperatur

Es ist ein Anforderungsschein für die mikrobiologische Untersuchung mit
Kennzeichnung der **Patientendaten,** des **Absenders,** des **Unter-
suchungsmaterials,** der **Fragestellung** und **Besonderheiten in der
Anamnese** auszufüllen und mitzuschicken!

beachte: *Routinemäßig* wird im mikrobiologischen Labor nach *Streptococcus
pyogenes* gesucht. Dennoch sollte eine solche Fragestellung erwähnt sein.
Die *Fragestellung nach allen anderen Erregern* muß ausdrücklich auf dem
Anforderungsschein für die mikrobiologische Diagnostik *angegeben* sein, da
sie spezielle Nachweismethoden erfordern![1,2]

Rachenspülwasser

Zum Nachweis von Viren ist Rachenspülwasser gut geeignet. Es ist eine
Stabilisatorflüssigkeit zuzugeben und das Material bei 4 °C aufzuheben.

---

[1]Rachenabstriche können bei Immunsupprimierten zur Kontrolle des Resistenzspektrums der
Standortflora (Infektionsquelle!!!) herangezogen werden. Eine solche Spezial-Fragestellung
muß auf dem Anforderungsschein ersichtlich sein.

[2]Rachenabstriche können als Hilfsmethode zum Nachweis von Pneumonieerregern
herangezogen werden. Da Pneumonieerreger aber zur Standortflora des Rachenraums gehören
können (z. B. Streptococcus pneumoniae), muß diese Fragestellung auf dem
Anforderungsschein ersichtlich sein.

Management

1. Anamnese und körperliche Untersuchung (bes. des Rachens, der Tonsillen und der zugehörigen Lymphknoten)

2. Rachenabstrich zum Erregernachweis
Es sollte der Nachweis *bakterieller* Erreger geführt werden!
Bakteriell bedingte Anginen können und sollen antibiotisch behandelt werden, da sie besonders ohne Therapie zu *lebensbedrohlichen Komplikationen* führen können!

3. Differentialblutbild: bei Verdacht auf infektiöse Mononukleose
bei Verdacht auf Agranulozytose

4. Besonderheiten bei den einzelnen Krankheitsbildern

Diphtherie   **Lebensbedrohlicher Notfall!**

Krankenhauseinweisung: Isolierung
Sofort Antitoxin-Gabe
Penicillin oder Erythromycin zur Elimination des Erregers
Die bakteriologische Diagnostik (Isolierung, Identifizierung, Toxinbildung (ELEK-Test)) dauert mehrere Tage und dient nur der Diagnosebestätigung.

Meldung: Erkrankung und Tod

Streptokokkenangina
Scharlach   Therapie der Wahl ist Penicillin (oral, mind. 7 d)
bei Allergie   Erythromycin
Cefalexin

nicht geeignet   Tetracycline
Ampicillin (Allergie!)

Nach 48 h sollte der Patient entfiebert sein.

Bei Therapieversagen ist an eine infektiöse Mononukleose zu denken.

Nach ca. 3 Wochen muß der Patient auf Symptome einer **Streptokokken-Nachkrankheit** untersucht werden:
Herzgeräusche
Urinstatus (Nephritis?)

Meldung: Scharlach: Tod

Soor   Ursache ist in der Regel eine Störung der physiologischen Flora:
Antimikrobielle Chemotherapie
Immundefekte

Solche Daten müssen ggf. eruiert werden!
Falls sie bekannt sind, sind sie auf dem Anforderungsssschein zu vermerken!
Die Beläge dürfen nicht mit den Pseudomembranen bei Diphtherie verwechselt werden!
Chemotherapeutisch bedingter Soor läßt sich durch Absetzen der Therapie leicht beseitigen.
Eine lokale Behandlung mit Fungistatika ist möglich.

Mit diesem Schema können die meisten Fälle betreut werden; die viralen Infektionen sind in der Regel weder sehr gefährlich, noch spezifisch therapierbar.

Epiglottitis

Symptomatik

Die Epiglottitis ist ein **lebensbedrohlicher Notfall!**

Symptome	Anmerkungen
Akuter Beginn *Rasche Progression*	
inspiratorischer Stridor	Verschluß der Atemwege
Heiserkeit	
Aphonie	
Husten	
Tachypnoe	
trockener Rachen	
Herzkreislaufversagen	im weiteren Verlauf

Anamnese

typischer Patient: 2-4jähriger Junge
Fieber und Schluckbeschwerden seit 6-12 h

Differentialdiagnose

Diphtherie: Pseudomembranen

Epiglottitis

Erregerspektrum

Erreger	Anmerkungen
Haemophilus influenzae Typ b	bekapselt
Streptokokken	selten
Staphylokokken	selten
Haemophilus paraphrophilus	selten

Material zum Erregernachweis

Epiglottisabsstrich

MATERIALGEWINNUNG

Der Abstrich ist mit einem **sterilen** Tupfer durchzuführen.
Der Tupfer ist nach Probennahme sofort in ein **steriles, fest verschließbares Gefäß mit Transportmedium** zu geben (kommerziell erhältliche Abstrichtupfersets).

MATERIALVERSAND

Der Abstrich ist in einem **sterilen, fest verschließbaren,** mit den **Patientendaten,** dem **Absender** und der **Materialbezeichnung beschrifteten Transportgefäß (Transportmedium!)** zu versenden.

Menge: so viel wie möglich
Lagerung/Transport: bei Zimmertemperatur

Es ist ein Anforderungsschein für die mikrobiologische Untersuchung mit Kennzeichnung der **Patientendaten,** des **Absenders,** des **Untersuchungsmaterials,** der **Fragestellung** und **Besonderheiten in der Anamnese** auszufüllen und mitzuschicken!

Blutkulturen

Der Erreger (Haemophilus influenzae Typ b) ist in fast 100% der Fälle von Epiglottitis in Blutkulturen nachweisbar.

MATERIALGEWINNUNG

Das Blut ist durch Venenpunktion (z. B. mit Blutkulturbesteck) zu gewinnen. Die Abnahme aus liegenden Kathetern kann das Untersuchungsergebnis verfälschen!
Das Blut ist unter *sterilen Kautelen* in Blutkulturflaschen (aerob, anaerob) zu geben.

Zeitpunkt:	im Fieberanstieg, möglichst **vor** Chemotherapie
Anzahl:	3 Probenpaare (Abstand nach klinischen Gesichtspunkten)

MATERIALVERSAND

Die Blutkulturflaschen sind mit den **Patientendaten,** dem **Absender** und der **Materialbezeichnung** zu beschriften.
Bei mehreren, unabhängig voneinander gewonnenen Proben muß die **Reihenfolge** der Entnahme rekonstruierbar sein.

Menge:	mindestens 10 ml Blut (Marke auf der Flasche)
Lagerung/Transport:	bei 36 °C (vorgewärmter Transportbehälter)

Epiglottitis

Es ist ein Anforderungsschein für die mikrobiologische Untersuchung mit Kennzeichnung der **Patientendaten,** des **Absenders,** des **Untersuchungsmaterials,** der **Fragestellung** und **Besonderheiten in der Anamnese** auszufüllen und mitzuschicken!

Management

Es handelt sich um einen **lebensbedrohlichen Notfall!**

1. *Freihalten/Freimachen der Atemwege*	Darstellung der Epiglottis mit dem Larnygo- oder Bronchoskop Intubation ggf. Tracheotomie
2. Erregernachweis	Epiglottisabstrich (während der Intubation) Blutkulturen
3. Antimikrobielle Chemotherapie	*Cefotaxim* Cefuroxim Ampicillin
4. *Prophylaxe*	(Dies wird noch diskutiert.) bei Kindern im gleichen Haushalt an: Patienten (vor Entlassung nach Hause) Geschwister Mittel: Rifampicin

Infektionen des unteren Respirationstrakts

Pneumonien

Vorbemerkungen

Je nachdem, welche Lungenstrukturen überwiegend in den Entzündungs-
prozeß einbezogen sind, lassen sich zwei Typen unterscheiden:

1.　　überwiegend alveolärer Typ: Bronchopneumonie, Lobärpneumonie
2.　　überwiegend interstitieller Typ: „atypische" Pneumonie

Symptomatik[1]

Überwiegend alveolärer Typ:
Bronchopneumonie, Lobärpneumonie

Symptome	Anmerkungen
akut hohes Fieber	bis 40 °C mit Schüttelfrost
produktiver Husten: eitriger Auswurf	Sputum[2]
Schmerzen bei der Atmung	Pleuraschmerz: Begleitpleuritis
Atemnot: *Hypoxämie, erhöhte Atemfrequenz*	

---

[1] Für die einzelnen klinischen Untersuchungsbefunde (Auskultation, Perkussion,...) und die
Röntgenbefunde muß auf die einschlägigen Lehrbücher verwiesen werden.

[2] Im Vergleich zu Patienten mit exazerbierter chronischer Bronchitis
produzieren Patienten mit Pneumonie eher seltener große Mengen Sputum.

Pneumonien

Anamnese

Wichtig für das Management ist die Kenntnis darüber, wo und wie die Pneumonie erworben wurde. Dadurch lassen sich drei Typen unterscheiden.

Ambulant erworbene Pneumonie

Patient: typischerweise Mitte 50
bekannte Grunderkrankungen   Diabetes mellitus
Koronare Herzkrankheit
chronisch-obstruktive
Lungenerkrankung
Alkoholismus

Im Krankenhaus (nosokomial) erworbene Pneumonie

Patient: oft intubiert und beatmet   (Operierte,
Intensivstationpflichtige)

Durch den endotrachealen Tubus wird die Trachealschleimhaut abgedeckt und kann so nicht mehr ihre Klärfunktion (Flimmerepithel!) erfüllen. Dadurch ist ein wichtiger Abwehrmechanismus des Respirationstrakts ausgeschaltet.

3.   *Aspirationspneumonie*

beachte: Schluckstörungen, Bewußtlosigkeit, Alkoholismus

Überwiegend interstitieller Typ

Symptome	Anmerkungen
Fieber	
Schnupfen	
Husten	meist ohne Auswurf
Kopfschmerzen	
	geringe Beeinträchtigung der Atemfunktion (kaum Atemnot oder Pleuraschmerzen)

Aber: Die Symptomatik kann auch nur schwach oder uncharakteristisch sein. Dies trifft besonders bei Kindern, alten Patienten und bei Immunkompromittierten zu.
Bei immunsupprimierten Patienten können beide Formen auftreten. Wegen der geschwächten Abwehrlage kann entweder eine besonders schwere Symptomatik auftreten oder aber auch nur ein uncharakteristische Beschwerdebild (wegen des Fehlens der körpereigenen Reaktion) bestehen.

Anamnese

Patient:	typischerweise jung oft in Gemeinschaftseinrichtungen lebend
Herkunft:	*ambulant erworben*
Dauer:	ca. 3-4 Tage

Pneumonien

Erregerspektrum

Das Erregerspektrum bei den beiden Typen ist unterschiedlich. Anamnestische Daten geben Hinweise auf die wahrscheinlichen Erreger.

Anamnese	am ehesten zu erwartende Erreger	Anmerkungen

Überwiegend alveolärer Typ:
Bronchopneumonie, Lobärpneumonie

Anamnese	am ehesten zu erwartende Erreger	Anmerkungen
Ambulant erworben	*Streptococcus pneumoniae*	50-90%
	Haemophilus influenzae	
	(i. d. R. unbekapselte Stämme)[1]	2-18%
	Staphylococcus aureus	2-10%
	Legionella pneumophila	17-22%
	Klebsiella pneumoniae	bei Älteren
	Enterobacter aerogenes	"
	Respiratory-Syncytial-Virus	bei Kindern
	Parainfluenza-Viren	"
Im Krankenhaus, nosokomial erworben	Enterobacteriaceae:	
	Klebsiella pneumoniae	60%
	Escherichia coli	
	Serratia marcescens	
	Enterobacter spp.	
	Pseudomonas spp.	
	Staphylococcus aureus	11%

[1] Haemophilus influenzae (in der Regel unbekapselte Stämme) verursacht weniger eine Lobärpneumonie, sondern eher eine Bronchopneumonie.

Streptococcus pneumoniae   5%

koagulasenegative Staphylokokken

Aspiration   Anaerobier:
                    Bacteroides spp. bes. B. melanogenicus
                    Fusobacterium spp.
                    Peptostreptococcus spp.

                    evt. Mischinfektionen mit Aerobiern

                    Aerobier:
                    Streptococcus spp.   ambulant erworben
                    Staphylococcus aureus
                    gramnegative Stäbchen

Überwiegend interstitieller Typ

Kindern und Jugendlichen   Mycoplasma pneumoniae   der häufigste Erreger
                            Viren

Neugeborenen   C. trachomatis   der häufigste Erreger

Kontakt mit Vögeln   C. psittaci   Papageienkrankheit"
                            Coxiella burnetii

Erwachsene   Viren
                            Chlamydia pneumoniae   TWAR
(Immunkompromittierte)   *Legionella pneumophila* *Legionellosen*
                                                     können auch unter
                                                     dem Bild einer
                                                     atypischen
                                                     Pneumonie
                                                     verlaufen!

Pneumonien

Immunkompromittierte[1]

Klebsiella spp.
Escherichia coli
Pseudomonas spp.

Staphylococcus aureus
"Diphtheroide"
Nocardia spp.[2]

Legionella pneumophila
Mykobakterien   bes. M. tuberculosis

Aspergillus spp.
Candida spp.
Cryptococcus neoformans
Pneumocystis carinii

Cytomegalovirus (CMV)

Toxoplasma gondii
Strongyloides stercoralis

---

[1] Zum Erregerspektrum von Pneumonien bei Immunkompromittierten s. a. Anhang „Erregerspektrum bei Immunkompromittierten"

[2] In letzter Zeit werden zunehmend multiresistente Nocardia spp., besonders N. farcinica isoliert. Die Isolate sind meist nur gegen Amikazin, gel. auch gegen Imipenem empfindlich

Material zum Erregernachweis[1]

Alle Untersuchungsmaterialien, die transtracheal gewonnen werden, sind mit der Standortflora des oberen Respirationstrakts kontaminiert, der Kontaminationsgrad ist nicht kontrollierbar.
Daher kann *ein Grampräparat allein keine Entscheidungshilfe für eine Initialtherapie* sein.
Diese kann nur empirisch (Anamnese, Befunde, Erreger-, Resistenzspektrum,...) eingeleitet werden. Erst bei Anzucht eines Erregers kann sie gezielt verändert werden.

Sputum

BEURTEILUNG

Sputum ist das Material der **ersten Wahl** zum Erregernachweis bei ambulant erworbenen Pneumonien, bei nicht intubierten Patienten (s. aber Hinweise zu den Erregern überwiegend interstitieller Pneumonien).

Da Patienten mit Pneumonie im Vergleich zu Patienten mit exazerbierter chronischer Bronchitis eher selten große Mengen Sputum produzieren, muß bei unklaren Fällen der Erregernachweis auch aus Tracheal- oder Bronchialsekret (z. B. bronchoalveoläre Lavageflüssigkeit) und aus Blutkulturen oder dem Exsudat der Begleitpleuritis versucht werden.

Vorteil: *komplikationslose Gewinnung*

---

[1] Rachenabstriche: **Hilfsmethode**
durch die Standortflora des oberen Respirationstrakt kaum beurteilbar
s. a Infektionen des oberen Respirationstrakts

Pneumonien

Nachteil: *korrekte Probengewinnung schwierig und anstrengend:*
              Tiefes Sputum aufhusten (Eiterflocken!)

              Speichel ist für die bakteriologische Untersuchung ungeeignet
              (Ausnahme: obligat pathogene Erreger)

              Kontamination durch Standortflora des oberen Respirations-
              trakts (u. U. potentiellen Pneumonieerregern)

MATERIALGEWINNUNG

Morgensputum verwenden. Mund mit Leitungswasser, nicht mit Desinfektionsmittel, spülen. Tiefes Sputum aufhusten (Eiterflocken!).

Der Wert einer *Sputumprovokation* durch Inhalation konzentrierter Kochsalz-
lösungen, besonders als Ersatz eingreifenderer Probennahmentechniken
wie Trachealsekretaspiration, muß weiter untersucht werden. Der hohe Salz-
gehalt in diesem Untersuchungsmaterial kann das Wachstum von Bakterien
beeinträchtigen. Für mikroskopische Nachweise ist die Salzkonzentration
wahrscheinlich unerheblich.

beachte: *Speichel ist für die bakteriologische Untersuchung ungeeignet !!!*

Das Sputum ist in ein **steriles, möglichst welthalsiges, fest verschließbares Gefäß** zu gewinnen.

MATERIALVERSAND

Sputum ist in einem **sterilen, fest verschließbaren,** mit den **Patientendaten,** dem **Absender** und der **Materlalbezeichnung beschrifteten
Transportgefäß** zu versenden.

Menge: mindestens 2 ml

Lagerung/Transport: 4 °C (aber: maximal 4 h)
                           vorgekühlter Transportbehälter

Es ist ein Anforderungsschein für die mikrobiologische Untersuchung mit Kennzeichnung der **Patientendaten,** des **Absenders,** des **Untersuchungsmaterials,** der **Fragestellung** und **Besonderheiten in der Anamnese** auszufüllen und mitzuschicken!

beachte: Folgende Untersuchungen werden *nur auf besondere Anforderung* durchgeführt:

* *Nachweis von Mykobakterien*
* *Nachweis von Legionellen*
* *Nachweis von Mycoplasma pneumoniae*
* *Nachweis von Chlamydien*
* *Anzucht von Aktinomyzeten*
* *Anzucht von Nocardien*

Diese Fragestellungen erfordern eine *besondere Kennzeichung auf dem Anforderungsschein.*
Für den Nachweis von Mykobakterien ist *zusätzliches Material erforderlich.*

Für *Legionellen*nachweise ist Sputum schlecht geeignet.

Die Anzucht von *Mycoplasma pneumoniae* ist nur in Speziallaboratorien möglich, und dauert mindestens 2-3 Wochen. Andere Nachweisverfahren (Hybridisierung) sind in Erprobung. Diagnostische Methode der Wahl ist die Bestimmung von Antikörpern; ein Titeranstieg ist nach 2-3 Wochen zu erwarten.

Für den Nachweis von *Chlamydien* s. a. unter Chlamydiennachweise.

Bei längerem Transport oder höheren Transporttemperaturen kann es zu einem Überwuchern der zwangsläufig mitgewonnenen physiologischen Flora

Pneumonien

des oberen Respirationstrakts kommen, so daß der eigentliche Erreger nicht
mehr isoliert werden kann.

Trachealsekret

BEURTEILUNG

Trachealsekret ist das Material der ersten Wahl bei intubierten Patienten.

Vorteil: Materialgewinnung näher am Infektionsort, bei vorgegebenem
                Weg (Intubation)

Nachteil: *Kontamination durch Standortflora des oberen Respirations-
                trakts* (u. U. potentiellen Pneumonieerregern), aber oft deutlich
                geringer als bei Sputum!

MATERIALGEWINNUNG

Absaugen durch den Tubus
Verwerfen der ersten Portion (falls genug Material abgesaugt werden kann).
Das Trachealsekret ist in ein **steriles, fest verschließbares Gefäß** zu
gewinnen.

MATERIALVERSAND

Der Trachealsekret ist in einem **sterilen, fest verschließbaren,** mit den
Patientendaten, dem **Absender** und der **Materialbezeichnung beschrifteten Transportgefäß** zu versenden.

Es ist ein Anforderungsschein für die mikrobiologische Untersuchung mit
Kennzeichnung der **Patientendaten,** des **Absenders,** des **Unter-
suchungsmaterials,** der **Fragestellung** und **Besonderheiten in der
Anamnese** auszufüllen und mitzuschicken!

Menge: mindestens 2 ml
Lagerung/Transport: 4 °C (aber: maximal 4 h)
                          vorgekühlter Transportbehälter

Für die Routinediagnostik gilt das gleiche wie für Sputum.

Legionellen- und *Pneumocystis-carinii*-Nachweise gelingen eher als aus Sputum, müssen aber speziell angefordert werden; sehr geeignet ist das Material nicht!

Broncho-alveoläre Lavage-Flüssigkeit

BEURTEILUNG

Vorteil: Probennahme sehr nah am Infektionsherd (gezielte Proben-
              gewinnung)
              Lokalisationsdiagnostik möglich.

Nachteil: Belastender und aufwendiger Eingriff (Narkose!).
              trotz des Aufwands: Kontamination durch Standortflora des
              oberen Respirationstrakts (u. U. potentielle Pneumonieerreger)

MATERIALGEWINNUNG

Spülen/Absaugen (unter Sicht) durch ein Bronchoskop
Verwendung speziell geschützter Absauginstrumente zur Verminderung der Kontamination)
Das Material ist in ein **steriles, fest verschließbares Gefäß** zu gewinnen.

Pneumonien

MATERIALVERSAND

1. Möglichkeit

Schneller Transport ins mikrobiologische Labor ist gewährleistet. Es wurde ausreichend Material (> 5 ml) gewonnen.

Das Material ist in einem **sterilen, fest verschließbaren,** mit den **Patiententendaten,** dem **Absender** und der **Materialbezeichnung beschrifteten Transportgefäß** zu versenden.

Es ist ein Anforderungsschein für die mikrobiologische Untersuchung mit Kennzeichnung der **Patientendaten,** des **Absenders,** des **Untersuchungsmaterials,** der **Fragestellung** und **Besonderheiten in der Anamnese** auszufüllen und mitzuschicken!

Lagerung/Transport: 4 °C (aber: maximal 4 h)
                          vorgekühlter Transportbehälter

Für die Routinediagnostik gilt das gleiche wie für Sputum, aber:

*Legionellen*nachweise werden routinemäßig durchgeführt.
Der Nachweis von *Pneumocystis carinii* muß speziell angefordert werden.

2. Möglichkeit

Es können nur geringe Mengen Material gewonnen werden.
Ein längerer Transport ins mikrobiologische Labor ist zu erwarten.

Das Material ist auf ein **steriles Transportmedium** für Flüssigkeiten (z. B. Portagerm®, Portacul®,..) zu geben (Keimzählung und Mikroskopie möglich!).

Der sterile Behälter für das Transportmedium ist mit den **Patlentendaten,** dem **Absender** und der **Materialbezeichnung** zu beschriften.

oder

unter sterilen Kautelen in eine **Blutkulturflasche** (aerob, Hirn-Herz-Bouillon) zu geben. *Verfalldatum beachten!*

Die Blutkulturflasche ist mit den **Patlentendaten,** dem **Absender** und der **Materialbezeichnung** zu beschriften.

Menge:	mindestens 1 ml pro Flasche
Lagerung/Transport:	bei 36 °C (vorgewärmter Transportbehälter)

Es ist ein Anforderungsschein für die mikrobiologische Untersuchung mit Kennzeichnung der **Patlentendaten,** des **Absenders,** des **Untersuchungsmaterials,** der **Fragestellung** und **Besonderhelten in der Anamnese** auszufüllen und mitzuschicken!

beachte: Folgende Untersuchungen können mit dem Material *in Blutkulturflaschen* **nicht** durchgeführt werden:

* *Mikroskopische Präparate*
* *Keimzahlbestimmungen*
* *Tuschepräparat zum Nachweis von Cryptococcus neoformans*
* *Nachweis von Legionellen*
* *Nachweis von Pneumocystis carinii*
* *Nachweis von Mycoplasma pneumoniae*
* *Nachweis von Chlamydien*
* *Anzucht von Mykobakterien*

Für diese Untersuchungen ist *zusätzlich* Material einzusenden. Es gelten die Bedingungen der Möglichkeit 1.

Pneumonien

Offene Lungenbiopsie

Beurteilung

Indikation nur in Ausnahmefällen!

MATERIALGEWINNUNG

Entnahme unter aseptischen Kautelen (OP).

Das Biopsiematerial ist in ein **steriles, fest verschließbares Gefäß** zu gewinnen.

Biopsien in Formalin sind für die Anzucht von Mikroorganismen ungeeignet!

MATERIALVERSAND

Das Biopsiematerial ist in einem **sterilen, fest verschließbar**en, mit den **Patientendaten,** dem **Absender** und der **Materialbezeichnung** be-schrifteten **Transportgefäß** zu versenden.

Menge: je mehr Material desto besser, aber mehr als ca. 2 g sind nicht unbedingt erforderlich

Es ist ein Anforderungsschein für die mikrobiologische Untersuchung mit Kennzeichnung der **Patientendaten,** des **Absenders,** des **Unter-suchungsmaterials,** der **Fragestellung** und **Besonderheiten in der Anamnese** auszufüllen und mitzuschicken!

Alle Untersuchungen (außer Antikörperbestimmungen) können durchgeführt werden. Direktpräparate (Quetschpräparate) sind nur eingeschränkt beurteil-bar beachte: Folgende Untersuchungen werden *nur auf Anforderung* durchgeführt:

* *Anzucht von Mykobakterien*
* *Anzucht/Nachweis von Legionellen*
* *Nachweis von Mycoplasma pneumoniae*
* *Nachweis von Chlamydien*
* *Anzucht von Aktinomyzeten*
* *Anzucht von Nocardien*
* *Nachweis von Pneumocystis carinii*

Diese Fragestellungen erfordern eine *besondere Kennzeichung auf dem Anforderungsschein*, u. U. ist die Einsendung mehrerer Proben erforderlich.

Blutkulturen

BEURTEILUNG

In manchen Fällen ist der Erreger in Blutkulturen nachzuweisen.
Es handelt sich aber nur um eine *zusätzliche* Möglichkeit!

MATERIALGEWINNUNG

Das Blut ist durch Venenpunktion (z. B. mit Blutkulturbesteck) zu gewinnen. Die Abnahme aus liegenden Kathetern kann das Untersuchungsergebnis verfälschen!
Das Blut ist unter *sterilen Kautelen* in Blutkulturflaschen (aerob, anaerob) zu geben.

Zeitpunkt:	im Fieberanstieg, möglichst **vor** Chemotherapie
Anzahl:	3 Probenpaare (Abstand nach klinischen Gesichtspunkten)

Pneumonien

MATERIALVERSAND

Die Blutkulturflaschen sind mit den **Patientendaten,** dem **Absender** und
der **Materialbezeichnung** zu beschriften.
Bei mehreren, unabhängig voneinander gewonnenen Proben muß die **Reihenfolge** der Entnahme rekonstruierbar sein.

Menge: mindestens 10 ml Blut (Marke auf der Flasche)
Lagerung/Transport: bei 36 °C (vorgewärmter Transportbehälter)

Es ist ein Anforderungsschein für die mikrobiologische Untersuchung mit
Kennzeichnung der **Patientendaten,** des **Absenders,** des **Unter-
suchungsmaterials,** der **Fragestellung** und **Besonderheiten in der
Anamnese** auszufüllen und mitzuschicken!

Pleurapunktat

BEURTEILUNG

Bei bestehender Begleitpleuritis kann der Erreger in dem Pleuraexsudat
nachweisbar sein.
Es handelt sich aber nur um eine *zusätzliche* Möglichkeit!

MATERIALGEWINNUNG

Pleurahöhlenpunktion unter aseptischen Bedingungen
Das Punktat ist in ein **steriles, fest verschließbares** Gefäß zu gewinnen.

MATERIALVERSAND

1. Möglichkeit

Schneller Transport ins mikrobiologische Labor ist gewährleistet.
Es wurde ausreichend Material (> 5 ml) gewonnen.

Das Punktat ist in einem **sterilen, fest verschließbaren,** mit den **Patien-tendaten,** dem **Absender** und der **Materialbezeichnung beschrifte-ten Transportgefäß** zu versenden.

Es ist ein Anforderungsschein für die mikrobiologische Untersuchung mit Kennzeichnung der **Patientendaten,** des **Absenders,** des **Unter-suchungsmaterials,** der **Fragestellung** und **Besonderheiten in der Anamnese** auszufüllen und mitzuschicken!

Menge: möglichst viel
Lagerung/Transport: 4 °C (aber: maximal 4 h)
                                vorgekühlter Transportbehälter

beachte: Folgende Untersuchungen werden *nur auf Anforderung* durchge-führt:

* *Nachweis von Mykobakterien*
* *Nachweis von Legionellen*
* *Nachweis von Mycoplasma pneumoniae*
* *Nachweis von Chlamydien*
* *Anzucht von Aktinomyzeten*
* *Anzucht von Nocardien*

Diese Fragestellung erfordert eine *besondere Kennzeichung auf dem Anfor-derungsschein.*

Für den Nachweis von Mykobakterien ist zusätzliches Material erforderlich.

Pneumonien

Die Anzucht von *Mycoplasma pneumoniae* ist nur in Speziallaboratorien möglich, und dauert mindestens 2-3 Wochen. Andere Nachweisverfahren (Hybridisierung, PCR) sind in Erprobung. Diagnostische Methode der Wahl ist die Bestimmung von Antikörpern; ein Titeranstieg ist nach 2-3 Wochen zu erwarten.

Für den Nachweis von *Chlamydien* s. unter Chlamydiennachweise.

2. Möglichkeit

Es können nur geringe Mengen Material gewonnen werden.
Ein längerer Transport ins mikrobiologische Labor ist zu erwarten.

Das Material ist
auf ein *steriles Transportmedium für Flüssigkeiten* (z. B. Portagerm®, Portacul®,..) zu geben (Keimzählung und Mikroskopie möglich!). Der sterile Behälter für das Transportmedium ist mit den **Patientendaten,** dem **Absender** und der **Materialbezeichnung** zu beschriften.

oder

unter sterilen Kautelen in eine **Blutkulturflasche** (aerob, Hirn-Herz-Bouillon) zu geben. *Verfalldatum beachten!*
Die Blutkulturflasche ist mit den **Patientendaten,** dem **Absender** und der **Materialbezeichnung** zu beschriften.

Menge:	mindestens 1 ml pro Flasche
Lagerung/Transport:	bei 36 °C (vorgewärmter Transportbehälter)

Es ist ein Anforderungsschein für die mikrobiologische Untersuchung mit Kennzeichnung der **Patientendaten,** des **Absenders,** des **Untersuchungsmaterials,** der **Fragestellung** und **Besonderheiten in der Anamnese** auszufüllen und mitzuschicken!

beachte: Folgende Untersuchungen können mit dem Material *in Blutkulturfla-schen* **nicht** durchgeführt werden:

* *Mikroskopische Präparate*
* *Keimzahlbestimmungen*
* *Tuschepräparat zum Nachweis von Cryptococcus neoformans*
* *Nachweis von Legionellen*
* *Nachweis von Pneumocystis carinii*
* *Nachweis von Mycoplasma pneumoniae*
* *Nachweis von Chlamydien*
* *Anzucht von Mykobakterien*

Für diese Untersuchungen ist **zusätzlich** Material einzusenden. Es gelten die Bedingungen der Möglichkeit 1.

Serum

BEURTEILUNG

Serum ist das Material der Wahl zum Nachweis von Antikörpern gegen ei-nige Erreger atypischer Pneumonien.

Mycoplasma pneumoniae	Routinediagnostik! Titeranstieg nach 2-3 Wochen
Chlamydien	s. VII
Viren	
Legionellen	zusätzliche Methode: aber Antikörperti-teranstiege erst nach mehreren Wochen, also nicht für die Akutdiagnostik geeignet
Candida spp.	Antigen-, Antikörper-Nachweis bei syste-mischer Infektion
Aspergillus spp.	zusätzliche Methode

Pneumonien

MATERIALGEWINNUNG

Venenpunktion

Zeitpunkt: möglichst frühzeitig die erste Probe
Verlaufskontrolle: nach ca. 14 Tagen (ggf. länger oder öfter)

MATERIALVERSAND

Die Serumröhrchen sind mit den **Patientendaten,** dem **Absender** und der
Materialbezeichnung zu beschriften.

Menge: mindestens 10 ml Blut
Lagerung/Transport: bei 4 °C

Es ist ein Anforderungsschein für die mikrobiologische Untersuchung mit
Kennzeichnung der **Patientendaten,** des **Absenders,** des **Untersuchungsmaterials,** der **Fragestellung** und **Besonderheiten in der
Anamnese** und besonders von **Vorbefunden** auszufüllen und mitzuschik-
ken!

Spezialfragestellung Chlamydienpneumonie

MATERIALGEWINNUNG

Chlamydia trachomatis: Rachenabstriche
                         Trachealsekret
                         Serum   Antikörpernachweis (s. VI)
Chlamydia pneumoniae   *Serum   Antikörpernachweis (s. VI)*
Chlamydia psittaci: *Serum   Antikörpernachweis (s. VI)*

Anzucht aus Sputum, Biopsien oder Blut ist nur in Speziallaboratorien möglich (besondere Sicherheitsvorkehrungen!!!). Eine Rücksprache mit dem Mikrobiologen ist erforderlich!

Für den Nachweis von *Chlamydia trachomatis* ist ein *spezieller Chlamydienabstrichtupfer* und ein *spezielles Transportmedium* erforderlich! (fertige Bestecke sind kommerziell erhältlich):

Entfernung des eitrigen Sekrets mit einem sterilen Tupfer.
Aufnahme von *schleimarmem, zellhaltigem* Untersuchungsmaterial mit dem Chlamydienabstrichtupfer (Rachenabstrich, aspiriertes Trachealsekret).
Den Tupfer in das sterile Transportgefäß geben.
Ausdrücken des Transportmediums (aus einem Schwamm in dem Transportgefäß)
→ das Probenmaterial gelangt in das Transportmedium.

MATERIALVERSAND

Die Abstrichtupfer sind in dem mit den **Patientendaten**, dem **Absender** und der **Materialbezeichnung** beschrifteten Abstrichtupfersystem versenden.

Es ist ein Anforderungsschein für die mikrobiologische Untersuchung mit Kennzeichnung der **Patientendaten**, des **Absenders**, des **Untersuchungsmaterials**, der **Fragestellung** und **Besonderheiten in der Anamnese** auszufüllen und mitzuschicken!

Menge: je mehr Material desto besser

Lagerung/Transport: bei 4 °C
                          Transport im vorgekühlten Behälter

> *Für den Chlamydia-trachomatis-Nachweis sind die Lagerungs- undTransportbedingungen für die Nachweiswahrscheinlichkeit besonders bedeutsam!*

Meldepflicht

Zu melden ist: der Krankheitsverdacht, die Erkrankung sowie der Tod an Ornithose (= Psittakose): *Chlamydia psittaci*

Management

1. *Anamnese* und *körperliche Untersuchung*

2. Anfertigen einer *Röntgenthoraxaufnahme*

3. *Gewinnung von Material zum Erregernachweis* (s. o.)

4. *Einleitung einer antimikrobiellen Chemotherapie: kalkulierte Initialtherapie.* Unter Berücksichtigung des klinischen Bildes und des Erregerspektrums kann eine kalkulierte Initialtherapie eingeleitet werden:

**überwiegend alveolärer Typ: Bronchopneumonie, Lobär-
pneumonie**

Ambulant erworbene Pneumonie

Erythromycin

nach Erregernachweis/Antibiogramm:

jüngere Patienten	S. pneumoniae	Penicillin (oral oder i.v.)
chronisch obstruktive Lungenerkrankung	S. pneumoniae H. influenzae	Amoxicillin oder Ampicillin
ältere Patienten mit Grunderkrankungen	auch gramnegative Stäbchen	Cephalosporin (z. B. Cefaclor) Amoxicillin/ Clavulansäure Ciprofloxacin
Legionellenpneumonie		Erythromycin plus (bei Therapieresistenz) Rifampicin (Ciprofloxacin)

Pneumonie

Im Krankenhaus (nosokomial) erworbene Pneumonie

Cephalosporine	leicht:	oral (z.B. Cefaclor)
	schwer:	i.v. (z.B. Cefotiam, Cefotaxim)

Alternativen		Cephalosporin der 3. Generation (z. B. Cefotaxim) oder
	(schwerste)	Acylureidopenicillin (z. B. Piperacillin) plus Gentamicin
	(bei Versagen der Initialtherapie)	Ciprofloxacin oder Imipenem

Clindamycin (dazu bei V. a. Anaerobier oder Staphylokokken)

Ceftazidim (bei Penicillinallergie statt Acylureidopenicillin)

P. aeruginosa (Verdacht)	Acylureidopenicillin plus Aminoglykosid oder Ceftazidim plus Aminoglykosid; Imipenem plus Aminoglykosid

L. pneumophila	Erythromycin
(Verdacht)	plus
bei Therapieresistenz	Rifampicin

Aspirationspneumonie

Cephalosporine (z. B. Latamoxef) plus *Clindamycin*
Imipenem

Überwiegend interstitieller Typ

Erythromycin

nach Erregernachweis:

Mykoplasmen	Erythromycin oder Doxycyclin
Chlamydien	Erythromycin oder Doxycyclin

Pneumonie bei Immunkompromittierten

breite Abdeckung:	Cephalosporine plus Aminoglykoside
	Ciprofloxacin Imipenem

Pneumonie

Pilze	Amphotericin B plus Flucytosin
Legionellen	Erythromycin
Pneumocystis carinii	
leichte Symptomatik:	Trimethoprim plus Dapson
schwere Symptomatik:	Cotrimoxazol
Toxoplasma gondii	Pyrimethamin
Bakterien	s. o. (nosokomial)
Viren	ggf. neuere Virustatika

Die Zusammenstellung zeigt, daß *Erythromycin* das *Initialantibiotikum der Wahl* bei ambulant erworbenen Pneumonien ist.

Akute Bronchitis

Symptomatik

Symptome	Anmerkungen
Husten	
Atemnot (Dyspnoe)	
(Fieber)	
Schmerzen bei der Atmung	Pleuraschmerz

Auswurf ist nicht typisch!

Erregerspektrum

Erreger	Anmerkungen
Viren	(Influenza-, Adeno-, Rhino-, Corona- und Parainfluenzaviren, Respiratory-Syncytial-Virus)
Mycoplasma pneumoniae	(sehr selten, bes. Kinder)
Bordetella pertussis	(sehr selten, bes. Kinder)
Chlamydien (C. trachomatis, C. psittaci)	(sehr selten, bes. Kinder)
Moraxella catarrhalis	(sehr selten, bes. Kinder)

Akute Bronchitis

Management

Konsequenz aus dem Erregerspektrum:
Bakteriologische Sputumuntersuchungen sind für die Diagnostik einer akuten Bronchitis *nicht hilfreich!*
Eine weitere Diagnostik braucht erst bei ungewöhnlichem Verlauf eingeleitet werden:

Bakterielle Superinfektion

Symptome	Anmerkungen
eitriger Auswurf	meist mehr als bei Pneumonien (zusätzlich)

Erreger	Anmerkungen
Streptococcus pneumoniae *Haemophilus influenzae* *Staphylococcus aureus*	in der Regel unbekapselte Stämme
Moraxella catarrhalis Klebsiella spp. Pseudomonas spp. Neisseria meningitidis Bacteroides spp.	

Management

Vorgehen wie bei Pneumonien beschrieben.

Chronische Bronchitis

Symptomatik, Erregerspektrum und Management

Definition   *Husten* und *Auswurf* über mindestens 3 Monate in 2 aufeinan-
derfolgenden Jahren.

Erreger	Anmerkungen
bei akuten Exazerbationen Haemophilus influenzae Stämme Streptococcus pneumoniae β-hämolysierende Streptokokken Staphylococcus aureus gramnegative Stäbchen Anaerobier	in der Regel unbekapselte
Viren	

Management

Die *antimikrobielle Chemotherapie der akuten Exazerbationen* kann eine
fortschreitende Zerstörung des Lungengerüsts aufhalten. Unter geeigneter
Chemotherapie klingt die einzelne Attacke nach etwa 4-5 Tagen ab. Die
Auswahl der antimikrobiellen Substanzen kann sich am Schema für die
Pneumonietherapie orientieren.
Eine antimikrobielle Langzeitbehandlung als Therapie der Grundkrankheit
oder als Prophylaxe für akute Exazebationen hat sich nicht bewährt. Die The-
rapie der chronischen Bronchitis als Grunderkrankung ist bisher nicht geklärt.

Harnwegsinfektionen
(Zystitis, Pyelonephritis)

Symptomatik

Symptome

Brennende Schmerzen beim Wasserlassen (Dysurie)
Häufiger Harndrang (Pollakisurie)
Suprapubische Schmerzen

bei Beteiligung des Nierenparenchyms(Pyelonephritis)
Schmerzen/Klopfschmerz im Bereich des Nierenlagers

Fieber gel. mit Schüttelfrost

Aber: Die Symptome können nur schwach und verwaschen ausgeprägt sein. Dies trifft besonders für Neugeborene, Kleinkinder und alte Patienten zu.

Kinder < 2 Jahre   Gedeihstörung
                       Erbrechen
                       Fieber

alte Patienten   oft symptomarm/-los
                       auch eine Leukozyturie kann fehlen
                       Inkontinenz
                       "Urosepsis" häufiger

Laborbefunde

Leukozyturie
erhöhte Blutsenkungsgeschwindigkeit

Harnwegsinfektionen

Differentialdiagnose

Urethritis
Vaginitis

(Hier ist besonders an Infektionen mit Herpes-simplex-Virus, Neisseria gonorrhoeae, Chlamydia trachomatis und Ureaplasma urealyticum zu denken (s. dort)).

Nicht infektiöse Ursachen sind selbstverständlich zu berücksichtigen.

Erregerspektrum

Anamnestische Hinweise können Hinweise auf die Erreger geben.

Anamnestische Hinweise	am ehesten zu erwartende Erreger
Akut/ ambulant erworben	*Escherichia coli* Staphylococcus saprophyticus

"Chronische" / nosokomial erworben Katheterisierung	Escherichia coli
	Enterokokken
	Proteus spp.
	Pseudomonas spp.
	Klebsiella/Enterobacter-Gruppe
	Staphylokokken:
	    S. aureus oft hämatogen
	    Sproßpilze (bes. bei Katheterisierten)
	
	oft: Mischinfektionen
	multiresistente Isolate

Die Zuordnung akut/chronisch zu den Erreger ist relativ; auch nosokomiale Harnwegsinfektionen können akut verlaufen und ambulant erworbene chronisch.

In Urinproben, die bei der Gewinnung Kontakt zur Standortflora der vorderen Urethra hatten, (Mittelstrahlurin, Katheterurin) gilt als *relevante Keimkonzentration: $\geq 10^5$ CFU[1]/ml*[2].

In diesen Fällen ist *in der Regel* auch *eine Monokultur* gewachsen.

Geringere Keimkonzentrationen und/oder der Nachweis einer *Mischflora aus Diphtheroiden, Neisserien oder koagulasenegativen Staphylokokken* sprechen für ein *Kontamination* des Materials.

Geringere Keimkonzentrationen finden sich unter antimikrobieller Chemotherapie!!!

---

[1] CFU = colony forming units: entspricht KBE = koloniebildende Einheiten

[2] Keimkonzentrationen von 10^4 CFU/ml Mittelstrahlurin gelten als verdächtig.

Material zum Erregernachweis

Bei Urinmaterialien ist die genaue Materialbezeichnung für eine korrekte Verarbeitung und Beurteilung im mikrobiologischen Labor unerläßlich.
Primär sterile Materialien wie Blasenpunktionsurin werden **anders** verarbeitet als Mittelstrahl- oder Katheterurin.
Kennzeichnen Sie daher das Material besonders sorgfältig auf dem Transportgefäß und auf dem Anforderungsschein für die mikrobiologische Diagnostik!
Materialbezeichnungen wie "Material: Urin, Entnahmeort: Blase" sind völlig ungenügend!

Mittelstrahlurin

BEURTEILUNG

Mittelstrahlurin ist das Material der *ersten Wahl* zum Erregernachweis bei Zystitis/Pyelonephritis.

Vorteil: *komplikationslose Gewinnung*
Nachteil: *korrekte Probengewinnung schwierig:*
             unübliche Reinigung der Umgebung und Freilegung der Urethraöffnung mit geringer Akzeptanz durch den Patienten
             keine Unterbrechung des Strahls nach Verwerfen der ersten Portion (technisch schwierig!)
             Kontamination durch Standortflora der vorderen Urethra

Der Patient muß über die Durchführung der Probengewinnung genau aufgeklärt werden; er muß auf die Folgen einer Nichtbeachtung aufgeklärt werden. (Kontamination, Wiederholung einer Probennahmne, falls notwendig, mit invasiven Methoden)

MATERIALGEWINNUNG

1. Mann: Vorhaut zurückstreifen und Glans penis 4x mit Wasser reinigen.
             Die ersten 20-25 ml Urin lassen und verwerfen.
             Die folgende Urinprobe ohne Strahlunterbrechung gewinnen.

2. Frau: Genitalien 4x mit Wasser von vorn nach hinten reinigen (keine
             Desinfektionsmittel verwenden!).
             Labien spreizen.
             Die ersten 20-25 ml Urin lassen und verwerfen.
             Die folgende Urinprobe ohne Strahlunterbrechung gewinnen.

Menge: ca. 5-10 ml

Der Urin ist in ein **steriles** Gefäß zu gewinnen! (Unsterile Gefäße wie
Joghurtbecher, "Enten", Glasgefäße u. ä. sind ungeeignet!)

MATERIALVERSAND

1. Möglichkeit

Sofortiger Transport ins mikrobiologische Labor ist gewährleistet.

Der Urin ist in einem **sterilen, fest verschließbaren,** mit den **Patientendaten,** dem **Absender** und der **Materialbezeichnung beschrifteten
Transportgefäß** zu versenden.

Lagerung/Transport: 4 °C (aber: maximal 4 h)
Menge: ca. 5-10 ml

Es ist ein Anforderungsschein für die mikrobiologische Untersuchung mit
Kennzeichnung der **Patientendaten,** des **Absenders,** des **Unter-
suchungsmaterials,** der **Fragestellung** und **Besonderheiten in der
Anamnese** auszufüllen und mitzuschicken!

Werden diese Transportbedingungen nicht eingehalten, ist keine Aussage bezüglich der Erregerkonzentration mehr möglich, eine korrekte Beurteilung des Befundes ist ausgeschlossen!

beachte: Je nach Organisationsstruktur der Klinik wird die *mikroskopische Beurteilung* (Leukozyten?!) von Urinproben im klinisch-chemischen Labor und nicht im mikrobiologischen Labor durchgeführt. In diesem Fall benötigt jedes Labor eine eigene Urinprobe.

beachte: Folgende Untersuchungen werden *nur auf Anforderung* durchgeführt:

* *Anzucht von Mykobakterien*
* *Antigennachweise*

Diese Untersuchungen müssen gesondert angefordert werden. Zur Materialgewinnung zum Nachweis von Mykobakterien: s. dort

2. Möglichkeit

Ein *längerer* Transport ins mikrobiologische Labor ist zu erwarten.

Beimpfen einer *Objektträgerkultur* (Eintauchnährböden: z. B. Uricult®, Urotube®, o. ä.):

Vollständiges, kurzes Eintauchen des Objektträgers in den gewonnenen Urin. Andernfalls ist eine Beurteilung der Erregerkonzentration nicht möglich.

Das Objektträgerkulturgefäßes ist mit den **Patientendaten,** dem **Absender** und der **Materialbezeichnung** zu beschriften.(Das System ist für Mittelstrahl- oder Katheterurin gedacht!)

Lagerung: 1.   36 °C (zur sofortigen Anzucht)
             2.   Zimmertemperatur (zur Erregerkonservierung)

Transport: 1. in gekühlten Transportbehältern
2. Zimmertemperatur

(je höher die Temperatur, desto schneller können die Nährmedien bei ungenügender Umgebungsfeuchtigkeit austrocknen und damit für die Weiterverarbeitung unbrauchbar werden)

Es ist ein Anforderungsschein für die mikrobiologische Untersuchung mit Kennzeichnung der **Patientendaten,** des **Absenders,** des **Untersuchungsmaterials,** der **Fragestellung** und **Besonderheiten in der Anamnese** auszufüllen und mitzuschicken!

beachte: Mehrfache Beimpfungen der Objektträgerkultur sind unbedingt zu vermeiden, da sonst eine falsch hohe Erregerkonzentration gemessen werden kann, was zu einer falschen Beurteilung des Befundes führt.

beachte: Für die mikroskopische Beurteilung ist nativer Urin erforderlich! Je nach Organisationsstruktur der Klinik wird die *mikroskopische Beurteilung* (Leukozyten?!) von Urinproben im klinisch-chemischen Labor und nicht im mikrobiologischen Labor durchgeführt. In diesem Fall benötigt jedes Labor eine eigene Urinprobe.

Es ist kostensparend, Objektträgerkulturen selbst zu bebrüten, und nur die mit mindestens 10^4 CFU/ml bewachsenen Kulturen[1] ins mikrobiologische Labor zur Identifizierung und Empfindlichkeitsprüfung zu schicken.

---

[1] Den Eintauchnährböden sind meist Abbildungen beigelegt, die eine Abschätzung der gewachsenen Bakterienmenge ermöglichen.

Blasenpunktionsurin (, Ureter-, Nierenbeckenurin)

BEURTEILUNG:

Blasenpunktionsurin ist aus mikrobiologischer Sicht das am besten ge-
eignete Material zum Erregernachweis bei Zystitis/Pyelonephritis, weil er *bei
Gesunden steril* ist.
Jeder Erregernachweis ist zunächst relevant.
Die Blasenpunktion ist eine einfach durchzuführende Methode, die nahezu
komplikationslos ist. Sie ist einer Venenpunktion vergleichbar.

Voraussetzung:	gefüllte Harnblase (ggf. medikamentös induzierbar)
	d. h. bei Inkontinenten, bei denen eine ausreichende
	Füllung der Harnblase nicht möglich ist, ist die Blasen-
	punktion nicht durchführbar.

Kontraindikationen:	Bauchtumoren
(relativ)	vorausgegangene Bauchoperationen (auch gynäkolo-
	gische Operationen): Verwachsungen
	Blutungsneigung

Besonders geeignet ist die Blasenpunktion bei Kindern und Patienten mit
den Symptomen einer Zystitis/Pyelonephritis, bei denen nur sehr geringe
Erregerkonzentrationen im Mittelstrahlurin nachweisbar sind.

Bei Schwangeren ist die Methode nicht kontraindiziert.

MATERIALGEWINNUNG

Aseptische Kautelen!
Tasten der gefüllten Blase

Desinfektion der Einstichstelle	median ca. 2 Querfinger oberhalb Symphyse
Einstich mit einer Kanüle	senkrecht zur Bauchdecke

Aspiration des Urins

Der Urin ist in eine **sterile Spritze** zu gewinnen.

Die Uringewinnung aus supravesikalen Abschnitten des harnableitenden Systems wird von Urologen durchgeführt.

MATERIALVERSAND

Der Urin ist in einem **sterilen, fest verschließbaren,** mit den **Patienten-daten,** dem **Absender** und der **Materialbezeichnung** **beschrifteten** **Transportgefäß** zu versenden.

Menge: ca. 2-5 ml

Lagerung/Transport: 4 °C (aber: maximal 4 h)

Es ist ein Anforderungsschein für die mikrobiologische Untersuchung mit Kennzeichnung der **Patientendaten,** des **Absenders,** des **Unter-suchungsmaterials,** der **Fragestellung** und **Besonderheiten in der Anamnese** auszufüllen und mitzuschicken!

beachte: Folgende Untersuchungen werden *nur auf besondere Anforderung* durchgeführt:

* *Anzucht von Mykobakterien*
* *Antigennachweise*

Diese Untersuchungen müssen gesondert angefordert werden.
Zur Materialgewinnung zum Nachweis von Mykobakterien: s. Anhang

beachte: Je nach Organisationsstruktur der Klinik wird die *mikroskopische Beurteilung* (Leukozyten?!) von Urinproben im klinisch-chemischen Labor und nicht im mikrobiologischen Labor durchgeführt. In diesem Fall benötigt jedes Labor eine eigene Urinprobe.

Katheterurin (Einmalkatheterisierung, Dauerkatheter)

BEURTEILUNG

Die *Einmalkatheterisierung* allein zur Gewinnung von Urin zum Erregernachweis bei Zystitis/Pyelonephritis ist **nur in Ausnahmenfällen indiziert.**

Die Methode ist auch bei korrekter Durchführung besonders im Vergleich zur suprapubischen Blasenpunktion technisch aufwendig und mit einigen Komplikationen und Unannehmlichkeiten verbunden.

Besonders muß auf eine **Verschleppung von Bakterien aus der vorderen Urethra in die Harnblase** hingewiesen werden: durch die Einmalkatheterisierung allein wird **in 1-4% der Durchführungen eine Zystitis/Pyelonephritis ausgelöst**!

Indikationen: Mittelstrahl- und Blasenpunktionsurin können nicht gewonnen werden.
Eine Einmalkatherisierung muß aus zusätzlichen Gründen durchgeführt werden.

In allen anderen Fällen ist aus mikrobiologischer Sicht eine Einmalkatheterisierung zum Erregernachweis **nicht indiziert!!!**

Bei *Dauerkatheterträgern* ist es nicht obligat, Blasenpunktionsurin zu gewinnen. Eine Abnahme aus dem proximalen Teil des Kathetersystems ist möglich.

MATERIALGEWINNUNG

1. Einmalkatheterisierung

Desinfektion der Urethraöffnung
Einführen des Katheters unter aseptischen Kautelen
Urin **in ein steriles Gefäß** gewinnen

Menge: ca. 2-5 ml

2. Dauerkatheterurin

Urin *nicht aus dem Auffangbeutel* entnehmen! Wenn möglich, Abfluß 3
Stunden vor Entnahme abklemmen.
Punktion am proximalen Teil des Katheters (Desinfektion!).
Urin **in ein steriles Gefäß** gewinnen

Menge: ca. 2-5 ml

MATERIALVERSAND

1. Möglichkeit

Sofortiger Transport ins mikrobiologische Labor ist gewährleistet.

Der Urin ist in einem **sterilen, fest verschließbaren,** mit den **Patientendaten,** dem **Absender** und der **Materialbezeichnung beschrifteten
Transportgefäß** zu versenden.

Es ist ein Anforderungsschein für die mikrobiologische Untersuchung mit
Kennzeichnung der **Patientendaten,** des **Absenders,** des **Unter-
suchungsmaterials,** der **Fragestellung** und **Besonderheiten in der
Anamnese** auszufüllen und mitzuschicken!

Harnwegsinfektionen

Menge: 2 - 5 ml
Lagerung/Transport: 4 °C (aber: maximal 4 h)

Werden diese Transportbedingungen nicht eingehalten, ist keine Aussage
bezüglich der Keimkonzentration mehr möglich, eine korrekte Beurteilung
des Befundes ist ausgeschlossen!

beachte: Je nach Organisationsstruktur der Klinik wird die *mikroskopische
Beurteilung* (Leukozyten?!) von Urinproben im klinisch-chemischen Labor
und nicht im mikrobiologischen Labor durchgeführt. In diesem Fall benötigt
jedes Labor eine eigene Urinprobe.

beachte: Folgende Untersuchungen werden *nur auf Anforderung* durchgeführt:

* *Anzucht von Mykobakterien*
* *Antigennachweise*

Diese Untersuchungen müssen gesondert angefordert werden. Zur Materialgewinnung zum Nachweis von Mykobakterien: s. dort.

2. Möglichkeit

Ein *längerer* Transport ins mikrobiologische Labor ist zu erwarten.

Beimpfen einer *Objektträgerkultur* (Eintauchnährböden: z. B. Uricult®, Uro-
tube®, o. ä.):

Vollständiges, kurzes Eintauchen des Objektträgers in den gewonnenen
Urin. Andernfalls ist eine Beurteilung der Keimkonzentration nicht möglich.

Das Objektträgerkulturgefäßes ist mit den **Patientendaten** dem **Absender** und der **Materialbezeichnung** zu beschriften. (Das System ist nur für Mittelstrahl- oder Katheterurin gedacht!)

Lagerung: 1.   36 °C (zur sofortigen Anzucht)
          2.   Zimmertemperatur (zur Erregerkonservierung)

Transport: 1.   in gekühlten Transportbehältern
          2.   Zimmertemperatur

(je höher die Temperatur, desto schneller können die Nährmedien bei ungenügender Umgebungsfeuchtigkeit austrocknen und damit für die Weiterverarbeitung unbrauchbar werden)

Es ist ein Anforderungsschein für die mikrobiologische Untersuchung mit Kennzeichnung der **Patientendaten**, des **Absenders**, des **Untersuchungsmaterials**, der **Fragestellung** und **Besonderheiten in der Anamnese** auszufüllen und mitzuschicken!

beachte: Mehrfache Beimpfungen des Objektträgerkultur sind unbedingt zu vermeiden, da sonst eine falsch hohe Erregerkonzentration gemessen werden kann, was zu einer falschen Beurteilung des Befundes führt.

beachte: Für die mikroskopische Beurteilung ist nativer Urin erforderlich! Je nach Organisationsstruktur der Klinik wird die *mikroskopische Beurteilung* (Leukozyten?!) von Urinproben im klinisch-chemischen Labor und nicht im mikrobiologischen Labor durchgeführt. In diesem Fall benötigt jedes Labor eine eigene Urinprobe.

Es ist kostensparend, Objektträgerkulturen selbst zu bebrüten und nur die mit mindestens 10^4 CFU/ml bewachsenen Kulturen[1] ins mikrobiologische Labor zur Identifizierung und Empfindlichkeitsprüfung zu schicken.

---

[1] Den Eintauchnährböden sind meist Abbildungen beigelegt, die eine Abschätzung der gewachsenen Bakterienmenge ermöglichen.

Harnwegsinfektionen

Blutkulturen (bei V. a. Urosepsis)

Harnwegsinfektionen können hämatogen streuen. Dann ist es möglich, den Erreger in Blutkulturen nachzuweisen.

MATERIALGEWINNUNG

Das Blut ist durch Venenpunktion (z. B. mit Blutkulturbesteck) zu gewinnen. Die Abnahme aus liegenden Kathetern kann das Untersuchungsergebnis verfälschen!
Das Blut ist unter *sterilen Kautelen* in Blutkulturflaschen (aerob, anaerob) zu geben.

Zeitpunkt: im Fieberanstieg, möglichst **vor** Chemotherapie
Anzahl: 3 Probenpaare (Abstand nach klinischen Ge-
                         sichtspunkten)

MATERIALVERSAND

Die Blutkulturflaschen sind mit den **Patientendaten,** dem **Absender** und der **Materialbezeichnung** zu beschriften.
Bei mehreren, unabhängig voneinander gewonnenen Proben muß die **Reihenfolge** der Entnahme rekonstruierbar sein.

Menge: mindestens 10 ml Blut (Marke auf der Flasche)
Lagerung/Transport: bei 36 °C (vorgewärmter Transportbehälter)

Es ist ein Anforderungsschein für die mikrobiologische Untersuchung mit Kennzeichnung der **Patientendaten,** des **Absenders,** des **Untersuchungsmaterials,** der **Fragestellung** und **Besonderheiten in der Anamnese** auszufüllen und mitzuschicken!

Management

Insbesondere bei allen schweren Infektionen, längeren Verläufen (> 2 Wochen, chronisch, rekurrierend) und bei Therapieversagen ist ein Erregernachweis und eine eingehende Diagnostik (röntgenologische Diagnostik inkl. Computertomogramm: Nierenabszeß?) erforderlich.

Hinweise zur antimikrobiellen Chemotherapie[1]:

Verlauf	anamnestische Daten	kalkulierte Initialtherapie
akut	ohne Vorgeschichte	*Cotrimoxazol* (evt. Einzel-Dosis-Therapie) Chinolone (z. B. Ofloxacin, Ciprofloxacin, Norfloxacin) (Ampicillin)
	OP, Rezidive, Katheter	Cephalosporine Chinolone (z. B. Ofloxacin, Ciprofloxacin, Norfloxacin) Aminoglykoside
	komplizierte Infektion bei Frauen	eher Chinolone
	schwer, ambulant erworben	Chinolone (z. B. Ofloxacin, Ciprofloxacin, Norfloxacin)

---

[1] Die Hinweise sind Möglichkeiten, keine Anweisungen. Neuere Erkenntnisse können andere Empfehlungen bedingen.

Harnwegsinfektionen

		oder Cephalosporine (z. B. Cefotiam) Imipenem
	schwer, nosokomial, post-operativ, Mißbildungen, Urosepsis	Acylureidopenicillin (z. B. Piperacillin) plus Aminoglykosid (z. B. Gentamicin) Imipenem
chronisch	Suppressionstherapie Aszensionsprophylaxe (?):	wie akut, aber länger Cotrimoxazol oder Cephalosporin (z. B. Cefalexin) (niedrig dosiert) Nitrofurantoin

Abszesse	Die chirurgische Therapie spielt eine entscheidende Rolle.
Dauerkatheter	Die Beseitigung der Infektion mit antimikrobiellen Chemotherapeutika ist **bei liegendem Dauerkatheter nicht möglich**. Die Gabe antimikrobiell wirksamer Chemotherapeutika ist daher nur bei Urosepsis gerechtfertigt. Suprapubische Katheter sind aus hygienisch-mikrobiologischer Sicht viel günstiger als urethral gelegene Dauerkatheter.

Infektionen des Genitaltrakts

Urethritis

Symptomatik

Symptome	Anmerkungen	
Dysurie *häufiger Harndrang*		
Ausfluß	bei Gonorrhoe:	rahmig-eitrig bes. morgens

Aber: Die Symptome können auch nur schwach und verwaschen ausgebildet sein! Dies trifft besonders bei der Gonorrhoe bei Frauen zu. Patienten mit symptomarmem Verlauf stellen eine wichtige Ansteckungsquelle dar!

Bei sexuell übertragbaren Erkrankungen muß auch an Lokalisationen außerhalb des Genitaltrakts gedacht werden (anorektal, oral,...).

beachte: *Postgonorrhoische Urethritis*: Persistenz der Beschwerden trotz Sanierung der Gonorrhoe bei Doppelinfektionen mit Chlamydien.

Laborbefunde

weniger als 10^5 CFU/ml im Mittelstrahlurin

Urethritis

Erregerspektrum

Erreger	Anmerkungen
Chlamydia trachomatis *Neisseria gonorrhoeae* *Ureaplasma urealyticum* *Trichomonaden*	
Enterobacteriaceae Enterokokken Herpes-simplex-Virus Candida spp.	Diese und andere Mikroorganismen können auch, aber seltener als Erreger vorkommen.

Achtung! Es können Mischinfektionen mit Neisseria gonorrhoeae und Chlamydia trachomatis vorkommen (10-50% der Männer mit Gonorrhoe). Bei adäquater Therapie der Gonorrhoe (Penicillin, Spectinomycin) werden die Chlamydien nicht abgetötet und unterhalten die Urethritis weiter: **Postgonorrhoische Urethritis.**

beachte: Bei der Materialgewinnung (s. u.) kommt es i. d. R. zur Kontamination durch die Standortflora der vorderen Urethra (koagulasenegative Staphylokokken, vergrünende Streptokokken,...). Deren Nachweis hat keine diagnostische Bedeutung.

Material zum Erregernachweis

Urethralsekret ist das Untersuchungsmaterial der Wahl.

(Mittelstrahl)urin ist ungeeignet!

MATERIALGEWINNUNG

Urethraabstrich

Vorbereitungen: Reinigung der Harnröhrenöffnung mit milder Seifenlösung.
Beim Mann: Ausstreichen der Harnröhre (Austritt von Sekret)

Für den Nachweis von *Chlamydia trachomatis* ist ein *spezieller Chlamydienabstrichtupfer* und ein *spezielles Transportmedium* erforderlich! (fertige Bestecke sind kommerziell erhältlich):

> Entfernung des eitrigen Sekrets mit einem sterilen Tupfer.
> Gewinnung von *schleimarmem, zellhaltigem* Untersuchungsmaterial mit dem Chlamydienabstrichtupfer.
> Den Tupfer in das sterile Transportgefäß geben.
> Ausdrücken des Transportmediums (aus einem Schwamm in dem Transportgefäß)
> → das Probenmaterial gelangt in das Transportmedium.

MATERIALVERSAND

Das Material ist in einem **sterilen, fest verschließbaren,** mit den **Patientendaten,** dem **Absender** und der **Materialbezeichnung beschrifteten Transportgefäß** zu versenden.

Menge: je mehr Material, desto besser

Urethritis

Lagerung/Transport:	bei Zimmertemperatur
	bei 4 °C (Chlamydia trachomatis)
	Transport im vorgekühlten Behälter

Es ist ein Anforderungsschein für die mikrobiologische Untersuchung mit Kennzeichnung der **Patientendaten**, des **Absenders**, des **Untersuchungsmaterials**, der **Fragestellung** und **Besonderheiten in der Anamnese** auszufüllen und mitzuschicken!

beachte: Der Nachweis von *Trichomonaden* muß *gesondert angefordert* werden. Wichtig ist die Beurteilung eines *Nativpräparats*.

Management

Nach Anamnese, gründlicher körperlicher Untersuchung und Materialgewinnung für die mikrobiologische Diagnostik ist eine antimikrobielle Therapie (evt. ist die Anfertigung eines Grampräparats vor Therapiebeginn möglich) indiziert:

Erkrankung	antimikrobielle Therapie
Gonorrhoe	Cephalosporine (z. B. Cefuroxim, Cefotaxim, Cefoxitin, Ceftriaxon)
	Penicillin G (bei nachgewiesener Empfindlichkeit)
	Spectinomycin
	ggf. nach Antibiogramm
	Resistenzlage berücksichtigen
nichtgonorrhoische Urethritis	Tetracycline
	Erythromycin (bes. bei Schwangeren)

Partnerbehandlung (Diagnostik, ggf. Therapie)
Neugeborenenbehandlung (Diagnostik, ggf. Therapie)

Doppelinfektionen sind möglich! Der Patient sollte bezüglich anderer sexuell übertragbarer Erkrankungen (Syphilis,...) untersucht werden!!!

Vulvo-Vaginitis

Symptomatik

Bei Infektionen im Bereich von Vulva und Vagina treten abhängig vom Erreger unterschiedliche Symptome auf:

Erkrankung	Symptome
Candiasis	*Juckreiz* kaum Ausfluß gelegentlich Dysurie Rötung dicke weißliche Beläge auf der Vaginaschleimhaut
Trichomoniasis	Ausfluß (gelblich-schaumig): Geruch vaginale Irritation Dysurie oberflächliche Entzündungszeichen
unspezifisch (Gardnerella = Leitkeim)	Ausfluß: fischartiger Geruch meist keine Entzündungsreaktion
Herpes genitalis	Schmerzen Bläschen evt. *Zervixbefall*

Erregerspektrum

Erreger	Anmerkungen
Candida spp.	Candida spp. kommen in geringer Konzentration auch bei gesunden Frauen in der Vagina vor.
Trichomonas vaginalis	
Gardnerella vaginalis	Leitkeim bei Anaerobierinfektionen?
Staphylococcus aureus	beachte: Toxic-Shock-Syndrom bes. bei Tampongebrauch.
Herpes-simplex-Virus	

Der Nachweis anderer Bakterien (Enterobacteriaceae, Enterokokken, Anaerobier, *β–hämolysierende Streptokokken*, Chlamydia trachomatis,...) kann relevant sein.

Das Vorhandensein von *β–hämolysierende Streptokokken* im Vaginalsekret bei Schwangeren kann eine erhebliche Gefährdung für das künftige Neugeborene darstellen!

Material zum Erregernachweis

MATERIALGEWINNUNG   Vaginalabstrich

Vorbereitungen: Darstellung der betroffenen Stelle während der gynäkologischen Untersuchung.
Für den Nachweis von *Chlamydia trachomatis* ist ein *spezieller Chlamydienabstrichtupfer* und ein *spezielles Transportmedium* erforderlich! (fertige Bestecke sind kommerziell erhältlich):

Entfernung des eitrigen Sekrets mit einem sterilen Tupfer.
Gewinnung von *schleimarmem, zellhaltigem* Untersuchungsmaterial mit dem Chlamydienabstrichtupfer.
Den Tupfer in das sterile Transportgefäß geben.
Ausdrücken des Transportmediums (aus einem Schwamm in dem Transportgefäß)
→ das Probenmaterial gelangt in das Transportmedium.

MATERIALVERSAND

Das Material ist in einem **sterilen, fest verschließbaren,** mit den **Patientendaten,** dem **Absender** und der **Materialbezeichnung** be-**schrifteten Transportgefäß** zu versenden.

Menge:	je mehr Material, desto besser
Lagerung/Transport:	bei Zimmertemperatur bei 4 °C (Chlamydia trachomatis) Transport im vorgekühlten Behälter

Für den Chlamydia-trachomatis-Nachweis sind die Lagerungs- und Transportbedingungen für die Nachweiswahrscheinlichkeit besonders bedeutsam!

Es ist ein Anforderungsschein für die mikrobiologische Untersuchung mit Kennzeichnung der **Patientendaten,** des **Absenders,** des **Untersuchungsmaterials,** der **Fragestellung** und **Besonderheiten in der Anamnese** auszufüllen und mitzuschicken!

beachte: Der Nachweis von *Trichomonaden* muß *gesondert angefordert* werden. Wesentlich ist die Beurteilung eines mikroskopischen Nativpräparats direkt nach der Materialgewinnung.

Management

1. Anamnese und körperliche Untersuchung, inklusive gynäkologischer Untersuchung

2. Entnahme von Untersuchungsmaterial zum Erregernachweis.

3. Wichtig ist die Beurteilung eines **Nativpräparat**s am Ort der Materialgewinnung:
   Ein Abstrichtupfer wird nach Probennahme auf einem Objektträger in einen Tropfen sterile Kochsalzlösung eingerührt, und sofort mikroskopiert. Es können beurteilt werden:

   * Trichomonaden
   * Clue cells (Hinweis auf Gardnerellen)
   * Sproßpilzzellen

4. Neben allgemeinen Maßnahmen gehört eine antimikrobielle Chemotherapie zu den therapeutischen Maßnahmen. Bei Nachweis von Trichomonaden oder Gardnerellen kommt Metronidazol als Mittel der Wahl in Betracht. Bei Vorliegen einer Candidiasis kommt der Einsatz von Antimykotika in Frage.

Infektionen des weiblichen Beckens

Symptomatik

Symptome	Anmerkungen
Schmerzen	postpartum, postoperativ: keine Mobilisierung!: Frühzeichen nach Dammschnitt rasch progressive Nekrotisierung möglich
Peritonitiszeichen (s. d.)	bei Abszeßdurchbrüchen nach intraperitoneal

Aber: Die Symptome können durch eine lokale Anästhesie (Operation) verschleiert werden!

Anamnese

Kaiserschnitt
Episiotomie (Scheidendammschnitt)
nach anderen Operationen

Erregerspektrum

Erreger	Anmerkungen

Enterobacteriaceae (E. coli, Klebsiella spp.)
β-hämolysierende Streptokokken (Gruppe B): S. agalactiae
Enterokokken

Anaerobier:
Bacteroides spp.
Peptostreptococcus spp.
Clostridium perfringens

Staphylococcus aureus	
Streptococcus pyogenes	
Pseudomonas aeruginosa	
Serratia marcescens	
Aktinomyzeten	intrauterine Spiralen
Neisseria gonorrhoeae	Zervizitis, Aszension
Chlamydia trachomatis	Zervizitis, Aszension
Mykoplasmen	Aszension

Material zum Erregernachweis

Am besten eignet sich Untersuchungsmaterial, daß unter Sicht aus einer Läsion (Rand) gewonnen wurde.

MATERIALGEWINNUNG

Laparaskopie, Laparatomie, Zervikalabstriche

Achtung! Abstriche sind in der Regel schlechter geeignet als Biopsien (Aspirate,...), da sie weniger Material enthalten; besonders Anaerobier lassen sich besser aus Gewebeproben anzüchten; für die Anzucht von Mykobakterien sind Abstriche nicht geeignet!

Das Material ist in ein **steriles, fest verschließbares Gefäß** zu gewinnen.

Für den Nachweis von *Chlamydia trachomatis* ist ein *spezieller Chlamydienabstrichtupfer* und ein *spezielles Transportmedium* erforderlich! (fertige Bestecke sind kommerziell erhältlich):

> Entfernung des eitrigen Sekrets mit einem sterilen Tupfer.
> Gewinnung von *schleimarmem, zellhaltigem* Untersuchungsmaterial mit dem Chlamydienabstrichtupfer.
> Den Tupfer in das sterile Transportgefäß geben.
> Ausdrücken des Transportmediums (aus einem Schwamm in dem Transportgefäß)
> → das Probenmaterial gelangt in das Transportmedium.

MATERIALVERSAND

1. Möglichkeit

Sofortiger Transport ins mikrobiologische Labor ist gewährleistet.

Das Material ist in einem **sterilen, fest verschließbaren**, mit den **Patientendaten,** dem **Absender** und der **Materialbezeichnung beschrifteten Transportgefäß** zu versenden.

Menge:	Mindestens 1 - 2 ml/Abstrich
Lagerung/Transport:	bei Zimmertemperatur oder gekühlt bei 4 °C (für Chlamydia trachomatis)

Es ist ein Anforderungsschein für die mikrobiologische Untersuchung mit Kennzeichnung der **Patientendaten,** des **Absenders,** des **Unter-**

suchungsmaterials, der **Fragestellung** und **Besonderheiten in der Anamnese** auszufüllen und mitzuschicken!

beachte: Folgende Untersuchungen werden *nur auf besondere Anforderung* durchgeführt:

* *Anzucht von Mykobakterien*
* *Nachweis von Chlamydien*

Diese Fragestellungen erfordern eine *besondere Kennzeichung auf dem Anforderungsschein.* Es sind *zusätzliche Proben* einzuschicken.

2. Möglichkeit

Ein längerer Transport ins mikrobiologische Labor ist zu erwarten. Eine antimikrobielle Chemotherapie mit Betalaktam-Antibiotika wurde bereits begonnen (dann sollte zusätzlich eine Breitband-Betalaktamase zugesetzt werden).

Das Material ist unter sterilen Kautelen in eine **Blutkulturflasche** (aerob, Hirn-Herz-Bouillon) zu geben. *Verfallsdatum beachten!*
Die Blutkulturflasche ist mit den **Patientendaten,** dem **Absender** und der **Materialbezeichnung** zu beschriften.

Menge: mindestens 1 ml pro Flasche
Lagerung/Transport: bei 36 °C (vorgewärmter Transportbehälter)

Es ist ein Anforderungsschein für die mikrobiologische Untersuchung mit Kennzeichnung der **Patientendaten,** des **Absenders,** des **Unter-suchungsmaterials,** der **Fragestellung** und **Besonderheiten in der Anamnese** auszufüllen und mitzuschicken!

beachte: Folgende Untersuchungen können mit diesem Material **nicht** durchgeführt werden:

* *Mikroskopische Präparate*
    * Grampräparate
    * Nativ-,Tuschepräparate zur Darstellung von Cryptococcus
      neoformans
    * Nachweis von Amöben
* *Anzucht von Mykobakterien*
* *Nachweis von Chlamydien*
* *Nachweis von Mykoplasmen*
* *Antigennachweise*
* *Antikörpernachweise*

Für diese Untersuchungen ist *zusätzlich* Material einzusenden (s. Möglichkeit 1).

Da nur ein mikroskopisches Präparat eine schnelle Verdachtsdiagnose ermöglicht, ist eine *zusätzliche Probe für eine mikroskopische Untersuchung (bei dieser Versandart) empfehlenswert!*

Management

1. Anamnese und körperliche Untersuchung

2. Apparative diagnostische Maßnahmen und Gewinnung von Untersuchungsmaterial zu Errgernachweis

3. Therapeutische Maßnahmen:

Anamnese	Diagnostik/Entscheidungsschritt	Therapie
keine Operation	Nachweis von N. gonorrhoeae	antimikrobielle Therapie
Operation	Keine Wirkung der Antibiotika	Drainage, Laparatomie
	Abszeßruptur	Laparatomie

Initialtherapie bei schweren Infektionen	Mezlocillin plus Metronidazol oder Ciprofloxacin plus Metronidazol oder Imipenem

Weitertherapie je nach Erregernachweis

Prostatitis

Symptomatik

Symptome	Anmerkungen
Schmerzen	akuter Beginn perineal Rücken Unterbauch
Dysurie	
Harnverhaltung	mechanischer Verschluß der Urethra durch die geschwollene Prostata
Fieber	oft hoch
Prostata: *geschwollen* *empfindlich*	

Bei chronischer Prostatits finden sich eher Zeichen einer rekurrierenden Harnwegsinfektion.

Es kann zu einer *Abszeßbildung* kommen. Prädisponierende Faktoren sind Diabetes mellitus, Abwehrschwäche und Fremdkörper. Meist haben die betroffenen Patienten Fieber. Häufig kann der Abszeß als fluktuierendes Gebilde getastet werden.

Erregerspektrum

Erreger	Anmerkungen
Enterobacteriaceae	am häufigsten
Enterokokken	
Staphylokokken	bes. Staphylococcus aureus, auch bei Abszeßbildung

Die Bedeutung anderer Mikroorganismen (Mykoplasmen, Ureaplasmen, Chlamydien,...) ist umstritten.

Die Diagnose "Chronische Prostatitis" beruht *allein* auf klinischen Symptomen.

Management

1. Anamnese und körperliche Untersuchung

2. Gewinnung von Untersuchungsmaterial

3. Einleitung einer kalkulierten Initialtherapie unterstützt durch allgemeine Maßnahmen (Bettruhe, Analgesie,...).
    Als antimikrobielle Chemotherapeutika kommen in erster Linie Cotrimoxazol und Chinolone in Betracht.

    Bei Abszedierung ist zusätzlich eine operative Sanierung (Drainage) erforderlich.

Epididymitis

Symptome

Symptome	Anmerkungen
Schmerzhafte Schwellung des Skrotums	Beginn akut oder über mehrere Tage
Ausfluß aus der Harnröhre	
Entzündungszeichen am Skrotum: *Schwellung* *Rötung*	
Hydrozele	

Es kann zu einer lokalen oder systemischen Ausbreitung der Infektion kommen.

Erregerspektrum

Erreger	Anmerkungen
Enterobacteriaceae Pseudomonas spp. Staphylokokken Streptokokken	unspezifisch
Neisseria gonorrhoeae Chlamydia trachomatis	sexuell übertragen
Mycobacterium tuberculosis	nach Prostatabeteiligung

Management

1. Anamnese und körperliche Untersuchung

2. Gewinnung von Untersuchungsmaterial zum Erregernachweis

3. In unkomplizierten Fällen genügt meist die symptomatische und antimikrobielle Behandlung. Symptomatische Maßnahmen umfassen Kühlung und Bettruhe. Als antimikrobielle Chemotherapeutika eignen sich z. B. Cotrimoxazol oder neuere Gyrasehemmer.

Orchitis

Symptomatik

Symptome	Anmerkungen
Hohes Fieber	Akuter Beginn
schmerzhafte Schwellung des Hodens	
Entzündungszeichen am Skrotum: *Schwellung* *Rötung*	
Hydrozele	

u. U. Abszeßbildung, Infarzierung oder Pyozelenbildung

Bei viralen Entzündungen kann die Symptomatik wesentlich weniger ausgeprägt sein. Bei bilateralem Befall kann es zu Fertilitätsstörungen kommen.

Erregerspektrum

Erreger	Anmerkungen
Mumpsvirus Coxsackievirus B	
Escherichia coli Klebsiella pneumoniae Pseudomonas aeruginosa Staphylokokken Streptokokken	oft noch andere Strukturen betroffen
Mycobacterium tuberculosis Pilze	selten, nach tuberkulöser Epididymitis selten

Management

1. Anamnese und körperliche Untersuchung

2. Gewinnung von Untersuchungsmaterial zum Errgernachweis.

3. Die therapeutischen Maßnahmen umfassen symptomatische (Analgesie, Bettruhe), operative (insbesondere bei Abszedierung und Pyocelenbildung) und antimikrobielle (geeignet sind z. B. Cotrimoxazol und Gyrasehemmer) Maßnahmen.

Prostatitis,...

Material zum Erregernachweis bei Prostatitis, Epididymitis und Orchitis

Prostatasekret (Urethrasekret nach Prostatamassage) und Ejakulat sind geeignete Untersuchungsmaterialien. Bei notwendigem operativen Vorgehen kann gezielt Material gewonnen werden (Abstriche, Punktate, Biopsien). Bei akuter Prostatitis kann der Erreger auch im Urin gefunden werden (zum Untersuchungsmaterial "Urin" s. u. Harnwegsinfektionen (Zystitis, Pyelonephritis)).

MATERIALGEWINNUNG

Harnröhrenabstriche nach Prostatamassage bzw. Masturbation

Vorbereitungen: Harnröhrenöffnung mit milder Seifenlösung reinigen. Beim Mann: Ausstreichen der Harnröhre (Austritt von Sekret)

Für den Nachweis von *Chlamydia trachomatis* ist ein *spezieller Chlamydienabstrichtupfer* und ein *spezielles Transportmedium* erforderlich! (fertige Bestecke sind kommerziell erhältlich):

> Entfernung des eitrigen Sekrets mit einem sterilen Tupfer.
> Gewinnung von *schleimarmem, zellhaltigem* Untersuchungsmaterial mit dem Chlamydienabstrichtupfer.
> Den Tupfer in das sterile Transportgefäß geben.
> Ausdrücken des Transportmediums (aus einem Schwamm in dem Transportgefäß)
> → das Probenmaterial gelangt in das Transportmedium.

Das **Ejakulat** ist in ein **steriles, fest verschließbares Gefäß** zu gewinnen.

MATERIALVERSAND

Das Material ist in einem **sterilen, fest verschließbaren**, mit den **Patientendaten**, dem **Absender** und der **Materialbezeichnung** be- **schrifteten Transportgefäß** zu versenden.

Menge: je mehr Material, desto besser

Lagerung/Transport: bei 4 °C
                               vorgekühlter Transportbehälter

Für den Chlamydia-trachomatis-Nachweis sind die Lagerungs- und Transportbedingungen für die Nachweiswahrscheinlichkeit besonders bedeutsam!

Es ist ein Anforderungsschein für die mikrobiologische Untersuchung mit Kennzeichnung der **Patientendaten**, des **Absenders**, des **Untersuchungsmaterials**, der **Fragestellung** und **Besonderheiten in der Anamnese** auszufüllen und mitzuschicken!

Blutkulturen

BEURTEILUNG

Bei akuter bakterieller Prostatitis kann der Erreger in Blutkulturen nachzuweisen sein.
Es handelt sich aber nur um eine *zusätzliche* Möglichkeit!

Prostatitis,...

MATERIALGEWINNUNG

Das Blut ist durch Venenpunktion (z. B. mit Blutkulturbesteck) zu gewinnen. Die **Abnahme** aus liegenden Kathetern kann das Untersuchungsergebnis verfälschen!
Das Blut ist unter *sterilen Kautelen* in Blutkulturflaschen (aerob, anaerob) zu geben.

Zeitpunkt:	im Fieberanstieg, möglichst **vor** Chemotherapie
Anzahl:	3 Probenpaare (Abstand nach klinischen Gesichtspunkten)

MATERIALVERSAND

Die Blutkulturflaschen sind mit den **Patientendaten,** dem **Absender** und der **Materialbezeichnung** zu beschriften.
Bei mehreren, unabhängig voneinander gewonnenen Proben muß die **Reihenfolge** der Entnahme rekonstruierbar sein.

Menge:	mindestens 10 ml Blut (Marke auf der Flasche)
Lagerung/Transport:	bei 36 °C (vorgewärmter Transportbehälter)

Es ist ein Anforderungsschein für die mikrobiologische Untersuchung mit Kennzeichnung der **Patientendaten,** des **Absenders,** des **Untersuchungsmaterials,** der **Fragestellung** und **Besonderheiten in der Anamnese** auszufüllen und mitzuschicken!

Erregerbedingte Darmerkrankungen

Symptomatik und Erregerspektrum

Es lassen sich 4 pathogenetische Grundtypen mit unterschiedlicher Symptomatik unterscheiden:

1. Typ Pathomechanismus — **Enterotoxin**
   Lokalisation — Dünndarm (proximal)
   Symptome — **wässrige Durchfälle**
   Mikroskopie — keine/wenige Leukozyten

   Erregerspektrum — *Vibrio cholerae*
   ETEC (enterotoxinbildende E. coli)
   Giardia lamblia
   Kryptosporidien
   (Salmonellen)
   (Vibrio parahaemolyticus)
   Staphylococcus aureus
   Bacillus cereus
   Clostridium perfringens

2. Typ Pathomechanismus — **Invasion der Schleimhaut**
   Lokalisation — Dickdarm
   Symptome — **Dysenterie (Ruhr)**
   schleimig-blutige Durchfälle
   Tenesmen (schmerzhafte
   Darmkrämpfe)
   Mikroskopie — polymorphkernige Granulozyten im Stuhl

   Erregerspektrum — *Shigellen*
   EIEC (enteroinvasive E. coli)
   EHEC (enterohämorrhagische E. coli):
         aber: Verotoxin
   Campylobacter jejuni/coli
   Vibrio parahaemolyticus

Erregerbedingte Darmerkrankungen

	Entamoeba histolytica
	Schistosomen
	Balantidium coli

3. Typ Pathomechanismus — **Penetration: Entzündung der Lamina propria**

Lokalistion — Dünndarm (distal)
Symptome — **Durchfall**
Mikroskopie — polymorphkernige Leukozyten

Erregerspektrum — *Enteritis-Salmonellen*
Yersinia enterocolitica

4. Typ Pathomechanismus — **Penetration und zyklische Allgemeininfektion**

Lokalistion — Dünndarm (distal)
Symptome — **Fieber**
Durchfall
Mikroskopie — mononukleäre Leukozyten

Erregerspektrum — *Salmonella typhi, Salmonella paratyphi B*

Bezüglich der Differentialdiagnose von Durchfallerkrankungen muß auf die einschlägigen Lehrbücher verwiesen werden.

Anamnestische Daten können Hinweise auf den Erreger geben:

Anamnese	Erreger/Anmerkungen

Neugeborene	*E. coli (EPEC = enteropathogene E. coli)*
	Shigellen
	seltener
	Salmonellen
	Viren Rotaviren
	         Echoviren
	         Coxsackieviren

Kinder	E. coli (EPEC) Rotaviren
Reisediarrhoe	E. coli (ETEC)
Auslandsaufenthalt (Asien)	
Sexualverhalten	Homosexuelle Männer können symptomlose Träger von Choleravibrionen sein (Infektionsquelle).
chronisch (Diarrhoe und Opstipation, Leibschmerzen)	Giardia lamblia Entamoeba histolytica Strongyloides stercoralis Kryptosporidien (bes. bei Immunkompromittierten)
Antibiotikatherapie hohes Fieber schwere Abdominalschmerzen Abwehrspannung blutige Stühle (Granulozyten!)	Clostridium difficile (antibiotikainduzierte und pseudomembranöse Kolitis)

Erregerbedingte Darmerkrankungen

nosokomial   Salmonellen
                      Clostridium difficile

Immunsupprimierte,
AIDS-Patienten   Mycobacterium avium/intracellulare
                      Salmonellen
                      Kryptosporidien
                      Isospora belli
                      Giardia lamblia
                      CMV
                      (andere: Shigellen, Campylobacter, V. parahaemolyti-
                      cus, C. difficile, E. histolytica, Mikrosporidien)

himbeergeleeartiger
Stuhl   Entamoeba histolytica

reiswasserartiger
Stuhl (20-30x/d)   Vibrio cholerae

166

Besonderheiten

I. "Lebensmittelvergiftungen durch Mikroorganismen"

1. Übelkeit und Erbrechen innerhalb von 1-6 Stunden

Staphylococcus aureus   präformiertes, hitzestabiles Enterotoxin
wo? Mayonnaise, Kartoffelsalat, Geflügel
wann? Sommer

Bacillus cereus   präformiertes, hitzestabiles Enterotoxin
wo? gebratener Reis, Gemüse
wann? ganzes Jahr

Dauer: < 12 Stunden

2. Abdominalkrämpfe und Diarrhoe innerhalb von 8-16 Stunden

Clostridium perfringens   in vivo produziertes, hitzelabiles Enterotoxin
wo? Fleisch, Geflügel, Braten
wann? Herbst, Winter, Frühling

Bacillus cereus   in vivo produziertes, hitzelabiles Enterotoxin
s. o.

Dauer: ca. 24 Stunden (-10 Tage)

3. Fieber, Abdominalkrämpfe, Diarrhoe innerhalb von 16-48 Stunden

Salmonellen	Geflügel und Milchprodukte (Eier!)
Shigellen[1]	Eier
Vibrio parahaemolyticus	Krustentiere (Krabben)
EIEC	
Campylobacter jejuni	Milch, Geflügel, Hackfleisch, Zuckerguß
Yersinia enterocolitica	bei Erwachsenen kann die Diarrhoe fehlen; Milch

Dauer: ca. 1 Woche

4. Abdominalkrämpfe und wässrige Diarrhoe innerhalb von 16-72 Stunden

ETEC
Vibrio parahaemolyticus
Vibrio cholerae

5. Blutige Diarrhoe ohne Fieber innerhalb von 72-120 Stunden

Escherichia coli O157:H7 (EHEC) Verotoxin
Dauer: 1-12 Tage

6. Übelkeit, Erbrechen, Durchfall, Lähmungen innerhalb von 18-36 Stunden

Clostridium botulinum	Botulinustoxin
	wo? Konserven, Schinken, Fleisch, Honig
	wann? Sommer, Herbst

---

[1]Shigellosen können mit blutigen Durchfälle einhergehen.

II. Symptomatik bei Typhus

Langsamer Beginn: langsamer Temperaturanstieg[1]
Splenomegalie
Roseolen (Bauchhaut)
Benommenheit (gr. typhos = Nebel)
relative Bradykardie
Leukopenie (Leukozytose bei Paratyphus)
anfangs: Obstipation
ab der 2. Woche: erbsbreiartige Durchfälle

III. Erregerbedingte, nekrotisierende Darmentzündungen

1. bei Neugeborenen Symptome: *Apnoe-Episoden*
Erbrechen
geblähtes Abdomen
blutige Diarrhoe (meist erst
später im Verlauf)

    Komplikationen: **Darmperforation**
Schock

    Verlauf: **sehr schnell**

    Patient: meist jünger als 1
Woche
häufiger Frühgeborene
(Umbilikalvenenkatheter)

    Erreger: Clostridium butyricum
Pseudomonaden

---

[1] Jedes unklare Fieber, das länger als 3 Tage anhält, ist u. a. typhusverdächtig. Das Fieber ist azetylsalizylsäureresistent.

		Klebsiellen E. coli Salmonellen

Häufig wird zusätzlich eine Ischämie beobachtet.

	Therapie:	symptomatisch (parenterale Ernährung, Magensonde, Katheterentfernung) Antibiotikaprophylaxe fraglich
2. bei Erwachsenen	Symptome:	*Erbrechen starke abdominelle Schmerzen blutige Diarrhoe Schock*
	Verlauf:	**sehr schnell**
	Komplikationen:	akut **paralytischer Ileus Strangulationen des Darms Darmperforation** spät Fistelbildungen Stenosen
	Erreger:	Clostridium perfringens (Typ C: α-, β-Toxin)

(wahrscheinlich sind weitere Faktoren (Proteasen?) notwendig)

IV. Antibiotikaassoziierte Enterokolitis/pseudomembranöse Kolitis

Symptome: profuse, wässrige bis schleimige, stinkende Durchfälle
4-9 Tage nach Beginn einer antimikrobiellen Therapie:
bes.: Clindamycin/Lincomycin
Ampicillin
Cephalosporine

Viele andere Substanzen wurden assoziiert.

Fieber (hoch!)
Abwehrspannung
(toxisches Megacolon)

unbehandelt können sich entwickeln:
Schock, Darmperforation und Sepsis

Erreger: **Clostridium difficile**
(Staphylococcus aureus)

Therapie: **Absetzen der antimikrobiellen Therapie
Vancomycin**
(Metronidazol)

Erregerbedingte Darmerkrankungen

Material zum Erregernachweis

Stuhl

MATERIALGEWINNUNG

Stuhlprobe

Menge: Mindestens 2-3 ml/erbsgroßes Stück Stuhl *für jede Fragestellung getrennt* einschicken.
Es sollten mehrere (3), voneinander unabhängige Stuhlproben untersucht werden.

beachte: Toilettenpapier kann antimikrobielle Substanzen (Wismutsalze) enthalten und sollte daher nicht mit der Probe in Kontakt kommen.

Spezialfragestellung: Oxyureneier:
Tesafilmpräparat: Tesafilmstreifen mehrmals mit der Klebeseite gegen die Anal- und Perianalwand drücken und anschließend auf einen Objektträger kleben.

MATERIALVERSAND

Das Material ist in einem **sterilen, fest verschließbaren,** mit den **Patientendaten,** dem **Absender** und der **Materialbezeichnung beschrifteten Transportgefäß** zu versenden.

Es ist ein Anforderungsschein für die mikrobiologische Untersuchung mit Kennzeichnung der **Patientendaten,** des **Absenders,** des **Untersuchungsmaterials,** der **Fragestellung** und **Besonderheiten in der Anamnese** auszufüllen und mitzuschicken!

Entscheidend ist die Fragestellung! Sie bestimmt die Transportbedingungen und die Materialverarbeitung, die jeweils unterschiedlich sind.

Folgende Fragestellungen sind möglich:

1. **Durchfallerreger** *(Salmonellen, Shigellen, Yersinien, Staphylokokken, Campylobacter jejuni/coli, Escherichia coli O157)*

   Diese Fragestellung wird **routinemäßig** durchgeführt.

   Lagerung: 4 °C
   Transport: vorgekühlter Transportbehälter

2. **Antibiotika-assoziierte Kolitis**   *(Clostridium difficile)*

   Lagerung: 4 °C
   Transport: vorgekühlter Transportbehälter

3. **Amöben, Lamblien (Trophozoiten)**

   Lagerung: 37 °C
   Transport: im 37 °C warmen Transportgefäß

   Achtung! Es darf keine Abkühlung des Materials erfolgen, da die Trophozoiten sonst nicht mehr nachweisbar sind. Günstig ist es, wenn der Patient die Stuhlprobe in größtmöglicher Labornähe absetzen kann (der Patient sollte ins Labor kommen).

4.   Wurmeier, Wurmteile, Würmer, Parasitenzysten, Kryptosporidien

Lagerung: 4 °C
Transport: vorgekühlter Transportbehälter

5.   Mykobakterien

Lagerung: 4 °C
Transport: vorgekühlter Transportbehälter

6.   Oxyureneier

Für die Klebestreifenpräparate sind keine besonderen Transportbedingungen erforderlich.

7. Verdacht auf Cholera

In diesem Fall ist sofort Kontakt mit dem Mikrobiologen aufzunehmen!

beachte: Cholera ist eine **Quarantänekrankheit!**

Lagerung: 4 °C
Transport: vorgekühlter Transportbehälter
ohne jegliche Zeitverzögerung!

Blutkulturen

Es handelt sich um eine *zusätzliche* Methode, die bei Fieber indiziert ist!

beachte: Bei *Typhus/Paratyphus* ist in den ersten beiden Krankheitswochen der Erreger im Blut und nicht im Stuhl nachzuweisen!

MATERIALGEWINNUNG

Das Blut ist durch Venenpunktion (z. B. mit Blutkulturbesteck) zu gewinnen. Die Abnahme aus liegenden Kathetern kann das Untersuchungsergebnis verfälschen!
Das Blut ist unter *sterilen Kautelen* in Blutkulturflaschen (aerob, anaerob) zu geben.

Zeitpunkt: im Fieberanstieg, möglichst **vor** Chemotherapie
Anzahl: 3 Probenpaare (Abstand nach klinischen Gesichtspunkten)

MATERIALVERSAND

Die Blutkulturflaschen sind mit den **Patientendaten,** dem **Absender** und der **Materialbezeichnung** zu beschriften.
Bei mehreren, unabhängig voneinander gewonnenen Proben muß die **Reihenfolge** der Entnahme rekonstruierbar sein.

Menge: mindestens 10 ml Blut (Marke auf der Flasche)
Lagerung/Transport: bei 36 °C (vorgewärmter Transportbehälter)

Es ist ein Anforderungsschein für die mikrobiologische Untersuchung mit Kennzeichnung der **Patientendaten,** des **Absenders,** des **Untersuchungsmaterials,** der **Fragestellung** und **Besonderheiten in der Anamnese** auszufüllen und mitzuschicken!

Serum

Bei manchen Erkrankungen lassen sich Antikörper gegen die Erreger nachweisen. Ein Titeranstieg von mindestens 3 Titerstufen spricht für eine frische Infektion.

Bei **Verdacht auf Botulismus** ist der Nachweis von Botulinustoxin im Serum mit Hilfe eines diagnostischen Tierversuchs die Methode der Wahl zur Sicherung des Verdachts.

MATERIALGEWINNUNG

Venenpunktion

Anzahl: bei Antikörperbestimmungen 2 Proben im Abstand von ca. 2 Wochen

Das Blut ist **in ein steriles, fest verschließbares Röhrchen** zu gewinnen.

MATERIALVERSAND

Das Serum ist in einem **sterilen, fest verschließbaren,** mit den **Patientendaten,** dem **Absender** und der **Materialbezeichnung beschrifteten Transportgefäß** zu versenden.

Menge: 2-5 ml Blut ohne Zusätze!

Lagerung/Transport: 4 °C (aber: maximal 4 h)
                               vorgekühlter Transportbehälter

Es ist ein Anforderungsschein für die mikrobiologische Untersuchung mit Kennzeichnung der **Patientendaten,** des **Absenders,** des **Untersuchungsmaterials,** der **Fragestellung** und **Besonderheiten in der Anamnese** auszufüllen und mitzuschicken!

Bei Verdacht auf Botulismus muß mit dem Mikrobiologen Rücksprache bezüglich der Diagnostik genommen werden!

Management

Bei leichten und vorübergehenden Durchfällen ist eine mikrobiologische Diagnostik nicht obligat erforderlich.

Eine mikrobiologische Diagnostik ist *erforderlich* bei:

Fieber
Blutigen Durchfällen
Dauer: > 1 Woche
Immunsupprimierten
Hospitalisierten
Personen im Lebensmittelbereich

Therapiegrundsätze:

Leichte Formen heilen spontan ab, bei Salmonellenenteritiden kann eine antimikrobielle Chemotherapie die Erregerausscheidung begünstigen und kann das Krankheitsbild nicht wesentlich beeinflussen.

Die wichtigste therapeutische Maßnahme ist der **Ausgleich (Substitution) des Wasser-, Elektrolyt- und Säure-Base-Haushalts.**
Dabei genügt selbst bei Cholera meist eine orale Zufuhr!

Peristaltikinhibitoren und Opiate sind nicht indiziert.

Bei schweren Enteritiden mit Fieber oder blutigen Stühlen, bei schweren Grundkrankheiten oder bei Immunkompromittierung sollte eine **systemische antimikrobielle Therapie** zur Abkürzung des Krankheitsverlaufs und zur Verminderung von Komplikationen verabreicht werden. Die **orale** Applikation steht dabei im Vordergrund, eine parenterale Gabe ist Ausnahmefällen vorbehalten.

Medikamente	Anmerkungen
Ciprofloxacin	*Mittel der ersten Wahl*
Cotrimoxazol Ampicillin Tetracycline	bes. bei Cholera
Metronidazol	Mittel der Wahl gegen Giardia lamblia und Entamoeba histolytica möglich bei Clostridium difficile
Vancomycin	Mittel der Wahl gegen Clostridium difficile
Shigellenruhr	Wegen der Infektiosität und der Gewebedestruktion sollten alle Patienten antimikrobiell behandelt werden.
Salmonellendauerausscheider	Therapie mit Gyrasehemmern (Ciprofloxacin)
Antibiotika-assoziierte Kolitis	*Vancomycin* Metronidazol (Absetzen der Antibiose)

Kryptosporidien	Spiramycin (Versuch)
Isospora belli	Cotrimoxazol
Perforation	s. Peritonitistherapie

Botulismus

Bei Verdacht auf Botulismus muß **sofort nach Probenentnahme** eine Therapie mit **Antitoxin** durchgeführt werden!
D. h. die Probennahme erfolgt unmittelbar vor der Antitoxingabe.

Der diagnostische Tierversuch ist auch bei Verdacht (also mit sofortiger Therapie nach Probennahme) indiziert, nicht aber zur Vervollständigung einer Differentialdiagnostik.

Meldepflicht: *Krankheitsverdacht, Erkrankung* sowie der *Tod* an:

       Botulismus
       Cholera
       Enteritis infectiosa: Salmonellosen
                          übrige Formen
       mikrobiell bedingte Lebensmittelvergiftungen
       Paratyphus A, B und C
       Shigellenruhr
       Typhus abdominalis

Peritonitis

Symptomatik

Je nachdem, ob ein Ausgangsherd für die Peritonitis ermittelt werden kann oder nicht, unterscheidet man sekundäre und primäre Peritonitiden.

Primäre Peritonitis

Symptome	Anmerkungen
Akuter Beginn	
Fieber	
abdominelle Schmerzen	
Abwehrspannung	
Loßlaßschmerz	
Übelkeit	
Erbrechen	
Durchfall	
Aszites	kann die Symptome maskieren

Aber: Die Symptome können nur schwach und verwaschen ausgeprägt sein. Dies trifft besonders bei Aszites und chronischen Verläufen (Tuberkulose, Kokzidioidomykose) zu.

Anamnese

Es gibt einige Erkrankungen, die zur primären Peritonitis prädisponieren.
Bei Kindern sind dies eine *postnekrotische Zirrhose und ein nephrotisches Syndrom.*
Bei Erwachsenen ist es hauptsächlich die *alkoholbedingte Leberzirrhose,* seltener tritt sie bei *postnekrotischer Zirrhose mit Aszites, bei akuter oder chronischer Hepatitis, bei metastasierenden Tumoren, bei kongestiver Kar-*

diomyopathie, bei Lymphoedem und bei Lupus erythematodes disseminatus auf. Als Infektionswege kommen eine hämatogene oder lymphogene Streuung, eine Migration durch die intakte Darmwand z. B. bei Einbringung hypertoner Flüssigkeiten in die Bauchhöhle bei Peritonealdialyse oder eine Aszension durch die Eileiter in Frage.

Sekundäre Peritonitis

Symptome	Anmerkungen
Akuter Beginn	
Schwerer Abdominalschmerz	
Appetitlosigkeit	
Übelkeit	
Erbrechen	
Fieber mit Schüttelfrost	
Facies hippocratica	
der Patient liegt ganz ruhig im Bett:	Schmerzvermeidung
angezogene Beinen	
eingeschränkte Atmung	
Abwehrspannung (Peritonismus)	
Loslaßschmerz	
Harn-, Stuhl-, Windverhaltung	
schwache, fehlende Darmgeräusche	
Entwicklung eines Ileus	
Entwicklung einer Schocksymptomatik	

Aber: Die Symptome können nur schwach und verwaschen sein. Dies trifft besonders bei schwacher Bauchmuskulatur (postpartum!), Aszites, Schock, Glukokortikoidtherapie und dorsal gelegenen Abszessen zu.

Anamnese

Alles, was zu einer Eröffnung der Bauchhöhle führen kann!
Ulkus an jeglicher Stelle im intraabdominellen Gastrointestinaltrakt
Operationen im Bauchbereich
andere Verletzungen im Bauchbereich
chronische Entzündungen im Gastrointestinaltrakt
etc.

Erregerspektrum

Anamnese	Erreger	Anmerkungen
Primäre Peritonitis: In der Regel liegen Monoinfektionen vor!		
Kinder	Streptococcus pneumoniae	
	Streptococcus pyogenes	bes. bei Nierenschäden
	gramnegative Stäbchen	
	Staphylokokken	
Erwachsene	*Escherichia coli*	
	Streptococcus pneumoniae	
	Streptococcus pyogenes	
	Anaerobier: selten	
	Bacteroides spp.	
	Kokken	
	Clostridium perfringens	
	Mycobacterium tuberculosis	
	Neisseria gonorrhoeae	

Sekundäre Peritonitis: häufig liegen Mischinfektionen vor!

Exogen (selten)	Staphylococcus aureus	
	Neisseria gonorrhoeae	
	Mycobacterium tuberculosis	

Endogen (häufig)	*Schleimhautflora des Ausgangsortes:*		
	Darmflora	Anaerobier:	Bacteroides spp.
			Clostridium spp.
			Kokken
			Enterobacteriaceae
	Vaginalflora	Anaerobier:	Lactobacillus spp.
			Kokken
			Bacteroides spp.
			(nicht B.fragilis-Gruppe)
		Darmflora	in best. Situationen
	Neisseria gonorrhoeae		
	Amöben		selten, oft tödlich
	Strongyloides stercoralis		selten, oft tödlich
Peritonealdialyse	Staphylokokken:		*S. epidermidis*
			S. aureus
	Enterokokken		
	vergrünende Streptokokken		
	Enterobacteriaceae		
	Pseudomonas aeruginosa		
	Candida spp.		
	Anaerobier		selten
	Mykobakterien other than		
	tuberculosis (MOTT)		selten

Material zum Erregernachweis

MATERIALGEWINNUNG

Punktion/Lavage der Bauchhöhle
Laparaskopie
Laparatomie

Das Peritonealexsudat ist in ein **steriles, fest verschließbares Gefäß** zu gewinnen.

Abstriche sind in der Regel schlechter geeignet als Punktate, da sie weniger Material enthalten; für die Anzucht von Mykobakterien sind sie nicht geeignet!

MATERIALVERSAND

1. Möglichkeit

Sofortiger Transport ins mikrobiologische Labor ist gewährleistet.

Das Material ist in einem **sterilen, fest verschließbaren,** mit den **Patientendaten,** dem **Absender** und der **Materialbezeichnung beschrifteten Transportgefäß** zu versenden.

Menge: mindestens 1 - 2 ml Peritonealexsudat
Lagerung/Transport: bei Zimmertemperatur oder gekühlt

Es ist ein Anforderungsschein für die mikrobiologische Untersuchung mit Kennzeichnung der **Patientendaten,** des **Absenders,** des **Untersuchungsmaterials,** der **Fragestellung** und **Besonderheiten in der Anamnese** auszufüllen und mitzuschicken!

Peritonitis

beachte: Folgende Untersuchungen werden *nur auf besondere Anforderung*
durchgeführt:

  * *Anzucht von Mykobakterien*
  * *Nachweis von Amöben*
  * *Tuschepräparat zum Nachweis von Cryptococcus neoformans*
  * *Serologische Untersuchungen*
  * *Antigennachweise*

Diese Fragestellungen erfordern eine *besondere Kennzeichung auf dem Anforderungsschein.*
U. U. ist eine größere Menge Peritonealexsudat notwendig.

2. Möglichkeit

Ein längerer Transport ins mikrobiologische Labor ist zu erwarten. Eine antimikrobielle Chemotherpie wurde bereits begonnen (dann sollte zusätzlich
eine Breitband-Betalaktamase zugesetzt werden).

Das Material ist unter sterilen Kautelen in eine **Blutkulturflasche** (aerob,
Hirn-Herz-Bouillon) zu geben. *Verfallsdatum beachten!*
Die Blutkulturflasche ist mit den **Patientendaten,** dem **Absender** und der
Materialbezeichnung zu beschriften.

Menge: mindestens 1 ml pro Flasche
Lagerung/Transport: bei 36 °C (vorgewärmter Transportbehälter)

Es ist ein Anforderungsschein für die mikrobiologische Untersuchung mit
Kennzeichnung der **Patientendaten,** des **Absenders,** des **Unter-
suchungsmaterials,** der **Fragestellung** und **Besonderheiten in der
Anamnese** auszufüllen und mitzuschicken!

beachte: Folgende Untersuchungen können mit diesem Material **nicht** durchgeführt werden:

> *Mikroskopische Präparate*
>> * Grampräparate
>> * Nativ-,Tuschepräparate zur Darstellung von Cryptococcus neoformans
>> * Nachweis von Amöben
> * *Anzucht von Mykobakterien*
> * *Antigennachweise*
> * *Antikörpernachweise*

Für diese Untersuchungen ist **zusätzlich** Material einzusenden (s. Möglichkeit 1).

Da nur ein mikroskopisches Präparat eine schnelle Verdachtsdiagnose ermöglicht, ist eine *zusätzliche Probe für eine mikroskopische Untersuchung (bei dieser Versandart) erforderlich!*

3. Möglichkeit - Abstriche (Hilfsmethode)

Es gilt das gleiche wie unter der Möglichkeit 1.
Der Abstrichtupfer muß sich in einem Transportmedium befinden!

Blutkulturen

BEURTEILUNG

In manchen Fällen ist der Erreger in Blutkulturen nachzuweisen.
Es handelt sich aber nur um eine *zusätzliche* Möglichkeit!

Peritonitis

MATERIALGEWINNUNG

Das Blut ist durch Venenpunktion (z. B. mit Blutkulturbesteck) zu gewinnen. Die Abnahme aus liegenden Kathetern kann das Untersuchungsergebnis verfälschen!
Das Blut ist unter *sterilen Kautelen* in Blutkulturflaschen (aerob, anaerob) zu geben.

Zeitpunkt: im Fieberanstieg, möglichst **vor** Chemotherapie
Anzahl: 3 Probenpaare (Abstand nach klinischen Gesichtspunkten)

MATERIALVERSAND

Die Blutkulturflaschen sind mit den **Patientendaten,** dem **Absender** und der **Materialbezeichnung** zu beschriften.
Bei mehreren, unabhängig voneinander gewonnenen Proben muß die **Reihenfolge** der Entnahme rekonstruierbar sein.

Menge: mindestens 10 ml Blut (Marke auf der Flasche)
Lagerung/Transport: bei 36 °C (vorgewärmter Transportbehälter)

Es ist ein Anforderungsschein für die mikrobiologische Untersuchung mit Kennzeichnung der **Patientendaten,** des **Absenders,** des **Untersuchungsmaterials,** der **Fragestellung** und **Besonderheiten in der Anamnese** auszufüllen und mitzuschicken!

Management[1]

Die Peritonitis kann ein **lebensbedrohliche**s Krankheitsbild sein. Entscheidend ist es, rechtzeitig die primäre Schadensstelle zu finden und zu sanieren. Dazu sind meist aufwendige Untersuchungen (CT; Röntgenbilder) und operative Verfahren (Laparaskopie, Laparatomie) erforderlich.
Hier soll ausschließlich der klinisch-mikrobiologische Aspekt behandelt werden, internistische und chirurgische Aspekten werden in den einschlägigen Lehrbüchern abgehandelt.

Anamnese	Erregerspektrum	mögliche Initialtherapie
Perforation von Magen, Duodenum oder Gallenblase		
frisch (<24 h)	Grampositive Gramnegative	Mezlocillin
älter (Fibrinbeläge)	Gramnegative und Anaerobier	Latamoxef oder Cefotetan oder Cefotaxim plus Metronidazol oder Mezlocillin plus Metronidazol
alternativ		Ciprofloxacin plus Metronidazol Imipenem

---

[1] Die angegebenen Regime können durch andere, ebenfalls geeignete Schemata ersetzt werden.

Peritonitis

Hämorrhagisch- *nekrotisierende* *Pankreatitis*	Enterobacteriaceae *Pseudomonas spp.* S. aureus Anaerobier	Ceftazidim plus Mezlocillin plus Gentamicin oder Imipenem
Appendizitis		
frische Perforation	Mischinfektion (E. coli, Anaerobier)	Cephalosporine (z. B. Cefotetan) plus Metronidazol
ältere Perforation (Fibrin, Eiter)		Mezlocillin plus Metronidazol
Kolon: *diffuse kotige Peritonitis*	Mischinfektion	Cefotaxim plus Mezlocillin plus Metronidazol oder Imipenem
Postoperative Peritonitis		
je nach Ursprung und vorheriger Therapie	Mischinfektion Problemkeime (S. aureus, P. aeruginosa, Proteus spp.)	Ceftazidim plus Gentamicin plus Metronidazol oder Imipenem oder Ciprofloxacin plus Metronidazol

| Peritonealdialyse | S. epidermidis | Vancomycin plus Gentami-cin |
| | S. aureus
Enterokokken
vergrünende
Streptokokken | (u. U. Katheterentfernung) |

Intraabdominelle Infektionen (ohne Darmerkrankungen und Peritonitis)

Symptomatik, Erregerspektrum und Therapiehinweise

Im Rahmen der Diagnostik müssen in der Regel bildgebende Verfahren wie Sonographie, Röntgenaufnahmen inklusive Computertomographie oder Magnetresonanztomographie angewendet werden. Häufig ist eine chirurgische Intervention zur Diagnosesicherung und Therapie notwendig.
Die Differentialdiagnose umfaßt viele Erkrankungen, die nicht erregerbedingt sind.
Auf diese Einzelheiten kann in diesem Rahmen nicht eingegangen werden, sondern es muß auf die einschlägige Literatur verwiesen werden.

Intraperitoneale Abszesse

Symptome	Anmerkungen
akuter Beginn	
hohes intermittierendes Fieber	
Schüttelfrost	
Abwehrspannung über dem betroffenen Gebiet	
Schmerzen:	je nach Lokalisation subphrenisch: atemabhängig subhepatisch: abdominal

Anamnese

Peritonitis und deren Grundkrankheiten (s. d.):

Intraabdominelle Infektionen

Appendizitis: (Kinder)	Lokalisation im unteren rechten Quadranten subphrenische Abszesse
Divertikulitis	Lokalisation im unteren linken Quadranten
Ulcus duodeni	perihepatisch (meist rechts subphrenisch)
Ulcus ventriculi	perihepatisch
postoperativ	perihepatisch (gastroduodenal, Gallenwege)
Pankreatitis	retroperitoneal

Erreger	Anmerkungen
	In der Regel liegen **polymikro-bielle** Infektionen vor! Häufig beteiligt sind:
Bacteroides-fragilis-Gruppe anaerobe Kokken Clostridium spp. Enterobacteriaceae: Escherichia coli Klebsiella spp. Enterobacter spp. Proteus spp. Pseudomonas aeruginosa Stapyhylococcus aureus Enterokokken	

Therapiehinweise

Chirurgische Sanierung
Antimikrobiell: z. B. Clindamycin plus Aminoglykosid oder Imipenem

Pankreasabszesse

Symptome	Anmerkungen
abdominelle Schmerzen *Fieber* *Abwehrspannung*	ringförmig bis in den Rücken ausstrahlend

(s. a. Lehrbücher der Inneren Medizin: Pankreatitis)

Laborwerte

Amylase und Lipase im Serum erhöht

Anamnese

Pankreatitis: Alkoholmißbrauch
Gallenblasen-, -wegsbeschwerden

posttraumatisch/postoperativ

Penetration eines peptischen Ulkus

Erreger	Anmerkungen
	In der Regel liegen **polymikro-** **bielle** Infektionen vor! Häufig beteilt sind:
Enterobacteriaceae (Escherichia coli) Enterokokken	

vergrünende Streptokokken	
Anaerobier	Häufigkeit bisher nicht geklärt
Stapylococcus aureus	eher Monoinfektion (hämatogen)

Therapiehinweise

chirurgische Sanierung!
internistische Behandlung der Pankreatitis (s. Lehrbücher der Inneren Medizin)

antimikrobiell: z. B. Ampicillin/Cephalosporin plus Aminoglykosid; Imipenem

Leberabszesse

Symptome	Anmerkungen
Fieber und Schüttelfrost	seit Tagen und Wochen intermittierend
Schmerzen	rechter oberer Quadrant dumpf ausstrahlend in die rechte Schulter

Laborwerte	Alkalische Phosphatase erhöht

Erreger	Anmerkungen
Enterobacteriaceae (E. coli,...)	
Anaerobier (Bacteroides spp., Kokken,...)	
Staphylococcus aureus	bei Kindern
	bei Leukämie
(Mikroabszesse)	
Streptococcus pyogenes	
Yersinia enterocolitica	
(Echinococcus spp.)	
Entamoeba histolytica	

Therapiehinweise

Chirurgische Therapie! (Ausnahme: Amöbenabszesse)

antimikrobielle Therapie: Eitererreger: z. B. Clindamycin plus Aminoglykosid
Entamoeba histolytica: Metronidazol

Milzabszesse

Symptome	Anmerkungen
Abdominalschmerzen	linker oberer Quadrant, ausstrahlend in die linke Schulter
Splenomegalie	
Abwehrspannung	
Fieber	

Anamnese

Trauma
Sepsis
I.v.-Drogen-Mißbrauch
Sichelzellanämie

Erregerspektrum	Anmerkungen
Staphylococcus aureus	
Enterobacteriaceae	bes. Salmonella spp.
Anaerobier	

Therapiehinweise

Chirurgische Sanierung!
Antimikrobielle Therapie: Cephalosporin plus Aminoglykosid
plus Clindamycin
Imipenem

Akute Cholezystitis, Cholangitis

Bakterielle Ursachen kommen in der Regel als *Superinfektion* vor. Die eigentliche Ursache ist eine Obstruktion der Gallenwege (Steine, Tumoren, Papillenstenosen,...).

Symptome	Anmerkungen
bei Obstruktion: *Völlegefühl und Blähungen*	bes. nach Kaffee, Fett, kalten Getränken
Schmerzen:	*Kolik* ausstrahlend in den rechten und mittleren Oberbauch, Rücken und die rechte Schulter
Ikterus *intermittierendes Fieber*	

Erregerspektrum	Anmerkungen
	oft liegen **Mischinfektionen** vor. Häufig beteiligt sind:
Enterobacteriaceae	bes. E. coli, Salmonella spp.
Streptokokken	aerobe und anaerobe
Anaerobier:	Bacteroides spp. Clostridium spp. Fusobacterium spp.

Therapiehinweise

über internistisches oder chirurgisches Vorgehen s. einschlägige Lehrbücher

Für die antimikrobielle Therapie sind geeignet Mezlocillin, gallengängige Cephalosporine (Ceftriaxon, Cefotaxim), Aminoglykoside (in Kombinationen), Ciprofloxacin und Imipenem.

Material zum Erregernachweis

Abszeßmaterial, Galle (bei Gallenwegsinfektionen) oder Abstriche aus dem Abszeß (Randzone) oder den Gallenwegen sind geeignete Untersuchungsmaterialien.

beachte: bei Gallenwegsinfektionen ist *Duodenalsaft* für den Erregernachweis nicht sehr gut geeignet (für eine Beurteilung ist eine quantitative Anlage erforderlich: Grenzkonzentration 10^5/ ml)

MATERIALGEWINNUNG

Das Untersuchungsmaterial kann in der Regel bei der chirurgischen Intervention gewonnen werden.

Das Abszeßmaterial ist in ein **steriles, fest verschließbares Gefäß** zu gewinnen.
Abstriche müssen mit **sterilen Tupfern** erfolgen, nach dem Abstreichen ist der Tupfer sofort in ein **steriles Transportmedium** zu bringen.

Abstriche sind in der Regel schlechter geeignet als Punktate, da sie weniger Material enthalten; für die Anzucht von Mykobakterien sind sie nicht geeignet!

MATERIALVERSAND

1. Möglichkeit

Sofortiger Transport ins mikrobiologische Labor ist gewährleistet.

Das Material ist in einem **sterilen, fest verschließbaren**, mit den **Patientendaten**, dem **Absender** und der **Materialbezeichnung** beschrifteten **Transportgefäß** zu versenden.

Menge: je mehr, desto besser
Lagerung/Transport: bei Zimmertemperatur oder gekühlt
                                vorgekühlter Transportbehälter

Es ist ein Anforderungsschein für die mikrobiologische Untersuchung mit Kennzeichnung der **Patientendaten**, des **Absenders**, des **Untersuchungsmaterials**, der **Fragestellung** und **Besonderheiten in der Anamnese** auszufüllen und mitzuschicken!

beachte: Folgende Untersuchungen werden *nur auf besondere Anforderung* durchgeführt:

* Anzucht von Mykobakterien
* Nachweis von Amöben

Diese Fragestellungen erfordern eine *besondere Kennzeichung auf dem Anforderungsschein.* Für den Nachweis von Mykobakterien ist eine zusätzliche Probe notwendig.

2. Möglichkeit

Ein längerer Transport ins mikrobiologische Labor ist zu erwarten.
Eine antimikrobielle Chemotherpie wurde bereits begonnen (dann sollte zusätzlich eine Breitband-Betalaktamase zugesetzt werden).

Intraabdominelle Infektionen

Das Material ist unter sterilen Kautelen in eine **Blutkulturflasche** (aerob, Hirn-Herz-Bouillon) zu geben. *Verfallsdatum beachten!*
Die Blutkulturflasche ist mit den **Patientendaten,** dem **Absender** und der **Materialbezeichnung** zu beschriften.

Menge: mindestens 1 ml pro Flasche
Lagerung/Transport: bei 36 °C (vorgewärmter Transportbehälter)

Es ist ein Anforderungsschein für die mikrobiologische Untersuchung mit Kennzeichnung der **Patientendaten,** des **Absenders,** des **Untersuchungsmaterials,** der **Fragestellung** und **Besonderheiten in der Anamnese** auszufüllen und mitzuschicken!

beachte: Folgende Untersuchungen können mit diesem Material **nicht** durchgeführt werden:

* *Mikroskopische Präparate*
    * Grampräparate
    * Nativ-,Tuschepräparate zur Darstellung von Cryptococcus
         neoformans
    * Nachweis von Amöben
* *Anzucht von Mykobakterien*
* *Nachweise von Amoeben*

Für diese Untersuchungen ist *zusätzlich* Material einzusenden (s. Möglichkeit 1).

Blutkulturen

BEURTEILUNG

In manchen Fällen ist der Erreger in Blutkulturen nachzuweisen.
Es handelt sich aber nur um eine *zusätzliche* Möglichkeit!
Bei Gallenwegsinfektionen gelingt der Erregernachweis im Blut nur selten.

MATERIALGEWINNUNG

Das Blut ist durch Venenpunktion (z. B. mit Blutkulturbesteck) zu gewinnen. Die Abnahme aus liegenden Kathetern kann das Untersuchungsergebnis verfälschen!
Das Blut ist unter *sterilen Kautelen* in Blutkulturflaschen (aerob, anaerob) zu geben.

Zeitpunkt:	im Fieberanstieg, möglichst **vor** Chemotherapie
Anzahl:	3 Probenpaare (Abstand nach klinischen Gesichtspunkten)

MATERIALVERSAND

Die Blutkulturflaschen sind mit den **Patientendaten,** dem **Absender** und der **Materialbezeichnung** zu beschriften.
Bei mehreren, unabhängig voneinander gewonnenen Proben muß die **Reihenfolge** der Entnahme rekonstruierbar sein.

Menge:	mindestens 10 ml Blut (Marke auf der Flasche)
Lagerung/Transport:	bei 36 °C (vorgewärmter Transportbehälter)

Es ist ein Anforderungsschein für die mikrobiologische Untersuchung mit Kennzeichnung der **Patientendaten,** des **Absenders,** des **Untersuchungsmaterials,** der **Fragestellung** und **Besonderheiten in der Anamnese** auszufüllen und mitzuschicken!

Infektionen der Haut

Symptomatik und Erregerspektrum

An der Haut können sich viele verschiedene Infektionen abspielen. Daher können in diesem Rahmen nur Hinweise zur Symptomatik gegeben werden, für Einzelheiten, insbesondere der Virusinfektionen, muß auf die einschlägigen Lehrbücher der Dermatologie verwiesen werden.

Hinweis: Über nekrotisierende Haut- und Weichteilinfektionen s. Kapitel Wundinfektionen

Zellulitis

Nicht scharf begrenzte, oberflächliche, sich ausbreitende, erythematöse, schmerzhafte Entzündung der Haut
häufig von Wunden ausgehend

Lokalisation: Kutis

Erreger

Staphylococcus aureus
β-hämolysierende Streptokokken der Gruppe A
(= Streptococcus pyogenes)

Haemophilus influenzae
Enterobacteriaceae

Kinder: im Gesicht blaurot
bes. bei: Ischämie
Diabetes mellitus
Wunden
Gasbildung im Gewebe möglich!
(DD: Gasbrand!!!)

C. diphtheriae

Infektionen der Haut

Erysipel   *Scharf und wallartig begrenzte, sich ausbreitende, flammend
               rote, ödematöse, indurierte Entzündung mit hohem
               Fieberanstieg*
               gelegentlich: Blasenbildung

               Lokalisation: Kutis

               Komplikationen: Rezidivneigung
                                     Lymphstauung bis zur Elephantiasis

               Erreger: *β-hämolysierende Streptokokken der
                                     Gruppe A
                                     (= Streptococcus pyogenes)*
                                     Andere Gruppen können selten
                                     vorkommen.

Erysipeloid   *Schmerzhafte, violette, gut begrenzte, ödematöse, sich
               langsam ausbreitende Entzündung*

               Anamnese: Kontakt mit Schweinen (Fischen), daher
                            „Schweinerotlauf"

               Erreger: *Erysipelothrix rhusiopathiae*

Impetigo   *Oberflächliche intraepidermale Hautinfektion mit
               erythematösen Läsionen und Blasen- und Papelbildung
               (kleinblasige und großblasige Formen)
               Eröffnung der Blasen (leicht!): roter nässender Grund und
               honiggelbe Eiterkruste*

               Verlauf: Rasche Ausbreitung!

               Lokalisation: Epidermis

Erreger: *Staphylococcus aureus*
(großblasig)
*β-hämolysierende Streptokokken
der Gruppe A (= Streptococcus pyogenes)*
(kleinblasig, Papeln)

Follikulitis *Papulopustulöse Entzündung (Schmerz, Rötung, Schwellung,
Überwärmung um einen Haaraustritt)*

Erreger: *Staphylococcus aureus*
Enterobacteriaceae (Proteus spp.) bes. bei
Vorschädigungen
Pseudomonas aeruginosa

Furunkel *Schmerzhafte, abszedierende Entzündung des Follikels
(Rötung, Schwellung, Überwärmung)*
Ausbreitung des Erregers in die Umgebung!

Karbunkel: Zusammenschluß mehrerer Furunkel
möglich: Fieber mit Schüttelfrost (Bakteriämie)

Erreger Staphylococcus aureus

Achtung! Furunkel im Gesicht (Oberlippe, Nase) können sich
nach intrakraniell ausbreiten! Daher: Keine mechanischen
Manipulationen, keine Inzision/Drainage.

Paronychie *Entzündung im Bereich der Nagelrandhaut*

Erreger *Staphylococcus aureus*
Candida spp.

| | Nagelbettentzündungen: | Staphylococcus aureus
Herpes-simplex-Virus
(Satellitenvesikel)
sehr schmerzhaft |

Erythrasma   *Rötliche, makulopapulöse Herde, die später bräunlich schuppen.*

oft in *intertriginösen Räumen* (Leistenregion, Interdigitalräume,...)
oft ist es *weiter ausgedeht als vermutet* (Herdsuche!)

Erreger: Corynebacterium minutissimum

Dermato-   Dermatophyten   (Epidermophyton spp., Trichophyton spp.,
mykosen   Microsporon spp.):
Juckende, schuppende und erythematöse Effloreszenzen mit ringförmiger Ausbreitung

Malassezia furfur (Tinea versicolor):
Feine, schuppende Rötung

Candida albicans:
Offene, feuchte, erythematöse Effloreszenzen mit Satelliten-Papeln/Pusteln

Für eine genaue Beschreibung der einzelnen Formen muß auf die einschlägigen Lehrbücher verwiesen werden.

Mukokutane   Herpes-simplex-Virus-Infektionen
Bläschen   Varizella-Zoster-Virus-Infektionen (Zoster, Windpocken)

Ulzera		
Knoten	Sporotrichoide Läsionen	Sporothrix schenkii
		Mycobacterium marinum
		Nocardia spp.
	Blastomykose	Blastomyces dermatitidis
	Kryptokokkose	Cryptococcus neoformans
	Hautdiphtherie	Corynebacterium diphtheriae
	Anthrax (Milzbrand)	Bacillus anthracis
	Tularämie	Francisella tularensis
Fistelbildung	Aktinomykose	Actinomyces spp.
	Madurafuß	Petriellidium boydii, Madurella mycetomatis,...
	Tuberkulose	Mycobacterium tuberculosis
	ausgebreitete Infektionen	Staphylococcus aureus
		Enterobacteriaceae
		Pseudomonas spp.

SSSS staphylococcal scalded scin syndrome (staphylokokkenbedingtes Hautschäl-Syndrom)

Abrupter Beginn: *sonnenbrandartige Hautrötung*
perioraler Beginn → ganzer Körper (2-3 Tage)

Auftreten von Blasen → Desquamation: *gerötete, feuchte Läsionen*

Nikolsky-Phänomen: positiv
nach ca 10 Tagen: Abschluß durch neu gebildete Epidermis
Komplikationen: Sekundärinfektionen
Schock

Erreger: Staphylococcus aureus (oft Phagentyp II)
(Bildung exfoliativer Toxine)

Material zum Erregernachweis

Geeignete Untersuchungsmaterialien sind Hautgeschabsel (Dermatophytennachweis), Abtriche aus Läsionen, Punktate von abgeschlossenen Läsionen und Biopsien.

MATERIALGEWINNUNG

Das Material ist in ein **steriles, fest verschließbares Gefäß** zu gewinnen.
Abstriche müssen mit **sterilen Tupfern** erfolgen, nach dem Abstreichen ist der Tupfer sofort in ein **steriles Transportmedium** zu bringen.

Abstriche bei intakter Hautoberfläche sind ungeeignet, da nur die physiologische Hautflora kultiviert wird.

MATERIALVERSAND

Das Material ist in einem **sterilen, fest verschließbaren,** mit den **Patientendaten,** dem **Absender** und der **Materialbezeichnung** beschrifteten **Transportgefäß** zu versenden.

Menge: je mehr, desto besser
Lagerung/Transport: 4 °C (aber: maximal 4 h)
vorgekühlter Transportbehälter

Es ist ein Anforderungsschein für die mikrobiologische Untersuchung mit Kennzeichnung der **Patientendaten,** des **Absenders,** des **Untersuchungsmaterials,** der **Fragestellung** und **Besonderheiten in der Anamnese** auszufüllen und mitzuschicken!

Folgende Untersuchungen werden *nur auf besondere Anforderung*
durchgeführt:

* Nachweis von Mykobakterien
* Nachweis von Dermatophyten
* Nachweis von Aktinomyzeten
* Nachweis von Nocardien
* Nachweis von Corynebacterium minutissimum

Sie müssen *besonders auf dem Anforderungsschein gekennzeichnet*
werden.

Bei dem Verdacht auf Infektionen mit seltenen, exotischen Erreger sollte mit
dem Mikrobiologen Rücksprache gehalten werden.

Management

Bei den meisten ambulanten Pyodermien kann auf einen Erregernachweis
verzichtet werden.
Bei schweren oder ungewöhnlichen Verläufen, bei Hospitalisierten, bei
Immunkompromittierten und bei bestimmten Personenkreisen (Weiter-
verbreitung) sollte ein Erregernachweis geführt werden.
Bei Dermatomykosen sollte ein Erregernachweis versucht werden.
Ein Erregernachweisversuch kann bei der Differentialdiagnostik helfen.

Als antimikrobielle Chemotherapeutika kommen in Betracht

Flucloxacillin,
Penicillin (bei nachgewiesener Empfindlichkeit)   gegen Staphylokokken
Penicillin   gegen Streptokokken

andere je nach Erregernachweis und Antibiogramm

Eine lokale Applikation ist nur bei Antimykotika geeignet, eine antibakterielle
Therapie sollte systemisch erfolgen.

Bei Abszedierungen ist eine chirurgische Sanierung angezeigt (Ausnahme:
im Gesichtsbereich).

Für das Vorgehen bei den einzelnen Krankheitsbildern muß in diesem
Rahmen auf die einschlägigen Lehrbücher verwiesen werden.

Hinweis: Über nekrotisierende Haut- und Weichteilinfektionen s. Kapitel
Wundinfektionen

Wundinfektionen

Symptomatik[1]

Symptome	Anmerkungen
Rötung *Schwellung* *Überwärmung* *Schmerzen* *Wundsekret*	häufig eitrig
bei Gasbrand: *starke Schwellung* *starke Schmerzen* *ausgedehnte Nekrotisierung:* *schwarz-rote Verfärbung* *Gasbildung im Gewebe* *rasches Fortschreiten*	DD: best. Enterobacteriaceae

Tollwut	s. Lehrbücher der Neurologie[2]
Tetanus	s. Lehrbücher der Neurologie[3]

---

[1] Über nekrotisierende Weichteilinfektionen s. am Ende des Kapitels.

[2] Die Krankheit ist hier aufgeführt, weil sie von Wunden ihren Ausgang nimmt. Entscheidend ist die „Prophylaxe" dieser Krankheit, die auch noch nach der Erregerübertragung, vor Ausbruch der Symptome, möglich ist: bereits bei dem geringsten Verdacht sind eine Wunddesinfektion und eine Schutzimpfung durchzuführen.

[3] Die Krankheit ist hier aufgeführt, weil sie von Wunden ihren Ausgang nimmt. Entscheidend ist die „Prophylaxe" dieser Krankheiten, die auch noch nach der Erregerübertragung, vor Ausbruch der Symptome, möglich ist; eine spezifische Therapie gibt es nicht. Es sind eine Wunddesinfektion und bei nicht sicher vorhandenem Impfschutz eine aktive und passive Immunisierung durchzuführen.

Wundinfektionen

Anamnese

operative Eingriffe
Verletzungen
Tierbiß

Erregerspektrum

Wunden enthalten keine Standortflora, im Prinzip kann jeder Erreger
(speziell Bakterien) eine Wundinfektion verursachen.

Erreger	Anmerkung
Staphylococcus aureus	
Enterobacteriaceae	
Pseudomonas aeruginosa	
Enterokokken	
Staphylococcus epidermidis	
Streptokokken	
Pilze	
Gasbranderreger	stark verschmutzte Wunden mit Taschen-bildung
Clostridium tetani	auch bei Bagatellverletzung
Pasteurella multocida	typischerweise bei Bißwunden (Hunde, Katzen)
Tollwut-Virus	bei Bißwunden durch Tiere

Material zum Erregernachweis

MATERIALGEWINNUNG

Wundsekret: wenn mehr als 1 ml verfügbar ist, Sekret in einem sterilen Gefäß auffangen.

Wundabstrich: bei weniger Wundmaterial den Eiter mit einem sterilen Tupfer aufnehmen und in Transportmedium überführen.

Entnahmeort: vom Rand der Wunde zum gesunden Gewebe oder aus der Tiefe der Wunde

Vor der Entnahme sollte die Wunde mechanisch gereinigt werden, Nekrosen müssen abgetragen werden. Bei Fistelsekret muß der erste austretende Anteil verworfen werden.

Abstriche sind in der Regel schlechter geeignet als Punktate, da sie weniger Material enthalten; für die Anzucht von Mykobakterien sind sie nicht geeignet!

Das Material ist **in ein steriles, fest verschließbares Gefäß** zu gewinnen.

MATERIALVERSAND

1. Möglichkeit

Das Material ist in einem **sterilen, fest verschließbaren**, mit den **Patientendaten**, dem **Absender** und der **Materialbezeichnung beschrifteten Transportgefäß (Transportmedium!)** zu versenden.

Der Abstrichtupfer muß sich in einem Transportmedium befinden!

Menge: je mehr, desto besser

Wundinfektionen

Lagerung/Transport: bei 4 °C

Es ist ein Anforderungsschein für die mikrobiologische Untersuchung mit Kennzeichnung der **Patientendaten,** des **Absenders,** des **Untersuchungsmaterials,** der **Fragestellung** und **Besonderheiten in der Anamnese** auszufüllen und mitzuschicken!

2. Möglichkeit

Das Material ist unter sterilen Kautelen in eine **Blutkulturflasche** (aerob, Hirn-Herz-Bouillon) zu geben. *Verfallsdatum beachten!*
Die Blutkulturflasche ist mit den **Patientendaten,** dem **Absender** und der **Materialbezeichnung** zu beschriften.

Menge: mindestens 1 ml pro Flasche
Lagerung/Transport: bei 36 °C (vorgewärmter Transportbehälter)

Es ist ein Anforderungsschein für die mikrobiologische Untersuchung mit Kennzeichnung der **Patientendaten,** des **Absenders,** des **Untersuchungsmaterials,** der **Fragestellung** und **Besonderheiten in der Anamnese** auszufüllen und mitzuschicken!

beachte: Folgende Untersuchungen können mit diesem Material **nicht** durchgeführt werden:

* *Mikroskopische Präparate*
    * Grampräparate
    * Nativ-,Tuschepräparate zur Darstellung von Cryptococcus neoformans
    * Nachweis von Amöben
* *Anzucht von Mykobakterien*

Für diese Untersuchungen ist *zusätzlich* Material einzusenden (s. Möglichkeit 1).

Da nur ein mikroskopisches Präparat eine *schnelle* Verdachtsdiagnose ermöglicht ist, ist eine *zusätzliche Probe für eine mikroskopische Untersuchung (bei dieser Versandart)* erforderlich, besonders bei *Verdacht auf Gasbrand!*

Management

1.   Anamnese und klinische Untersuchung

2.   Materialgewinnung zum Erregernachweis

3.   Therapiehinweise:

Die *chirurgische Wundsanierung* steht im Vordergrund.

Die *antimikrobielle Chemotherapie* wirkt unterstützend.
Dabei ist zu beachten, daß antimikrobielle Substanzen nur schlecht in nekrotische und schlecht durchblutete Gewebe gelangen.
Entsprechend dem Erregerspektrum kommen als Substanzen penicillinasefeste Penicilline oder Cephalosporine für die Initialtherapie in Frage; später kann nach Antibiogramm ausgewählt werden. Die Anwendung lokaler Desinfektionsmittel (PVP-Jodlösung etc.) muß im Einzelfall entschieden werden.

4.   **Spezialproblem Clostridiale Myonekrose ("Gasbrand"):**

Es handelt sich um einen **Notfall!!!**

Die klinische Symptomatik (Gasbildung im Gewebe, ausgedehnte Nekrose,... s.o.) und der **mikroskopische Nachweis dicker**

grampositiver Stäbchen ohne oder mit nur sehr wenigen Leukopzyten aus dem Wundmaterial bildet die Entscheidungsgrundlage:

Es muß eine *ausgedehnte chirurgische Sanierung* durchgeführt werden (s. Lehrbücher der Chirurgie).
Eine *Sauerstoffüberdrucktherapie* kann hilfreich sein.
Unterstützend kann eine antimikrobielle Therapie mit *Penicillin* (i. v.) eingeleitet werden.

beachte: Als *Differentialdiagnose* kommen eitrige Wundinfektionen mit gramnegativen Stäbchen und gelegentlich Streptokokken in Betracht, bei denen es auch zur Gasbildung im Gewebe kommen kann. Das mikroskopische Bild kann die Differentialdiagnose vorerst klären (s. nekrotisierende Haut- und Weichteilinfektionen).

Nekrotisierende Haut- und Weichteilinfektionen

Bei diesen Infektionen handelt es sich um häufig rasch fortschreitende Entzündungen mit ausgedehnter Nekrose der Haut, der Subkutis oder tiefer gelegener Gebiete (Faszien, Muskeln).
Sie gehen oft von Wunden oder anderen Läsionen aus.
Der Verlauf ist oft dramatisch und kann innerhalb weniger Stunden zum Tode führen!

Folgende Syndrome lassen sich unterscheiden:

Clostridiale Myonekrose ("Gasbrand")/ Clostridiale (anaerobe) Cellulitis

Symptomatik

Symptome	Anmerkungen
Schmerz	Beginn nach 2-3 Tagen **erstes Krankheitszeichen!** akuter Beginn rasche Intensitätszunahme
schweres Krankheitsgefühl *Entwicklung eines Schocks:* *Blutdruckabfall, Pulsanstieg*	
Lokal: *Starke Schwellung*	Ödem
Blutig-seröses, schmutziges Wundsekret	Kolliquationsnekrose des Muskels
livide Verfärbung der Haut mit Blasenbildung	in *Nekrose* übergehend
Gasbildung: Krepitieren	nicht obligat
fauliger Geruch	Hinweis auf Mischinfektion

Wundinfektionen

Verlauf

rasche Progression
Innerhalb weniger Stunden kann der Tod eintreten (Schock)

Die *clostridiale Cellulitis* verläuft meist weniger dramatisch, die Gasbildung ist oft sehr stark ausgeprägt, während die anderen Symptome weniger ausgebildet sind.
Die Unterscheidung gelingt in der Regel erst im Operationssaal, wo die Beschaffenheit der Muskulatur (Nekrose?) geprüft werden kann.

Erregerspektrum

Erreger	Anmerkungen
Clostridium perfringens Clostridium novyii Clostridium septicum andere Clostridien seltener	am häufigsten
zusätzlich andere Bakterien (Enterobacteriaceae, Enterokokken)	gelegentlich

Nicht durch Clostridien bedingte Myositiden/ Celluliti-den (mit Gasbildung)

Anaerobe Streptokokken-Myonekrose/-Cellulitis

wie subakut verlaufende clostridiale Myonekrose

Symptome	Anmerkungen
lokal:	
Rötung (frühzeitig)	
Schwellung	
seropurulente Wundsekret	
Schmerz:	erst später
Gasbildung	nicht sehr extensiv
	stark bei Cellulitis

Schock- und Nekrosebildung möglich

Erreger	Anmerkungen
Peptostreptokokken	am häufigsten
S. pyogenes	
S. aureus	
B. subtilis	selten

meist *Mischinfektionen*

Gangrän bei Durchblutungsstörung

Erreger
Proteus spp. Bacteroides spp. Peptostreptokokken Bacillus cereus

Aeromonas-hydrophila-Myonekrose

Symptome	Anmerkungen
Schmerz *Ödem* *Blutig-seröse Blasen* *Gasbildung*	rascher Beginn und schnelles Fortschreiten

Erreger	Anmerkungen
Aeromonas hydrophila	Wunde bei Kontakt mit Wasser, Fischen, Wassertieren

Nekrotisierende Fasziitis/Cellulitis

Symptome	Anmerkungen

Typ I   (Beispiel: Fourniersche Gangrän)

Rötung, Schwellung	lokale Entzündungsreaktion
Hautfarbe: livide → blaugrau	
Blasenbildung: dicker, livider Inhalt	
Gangrän	
Anästhesie der Läsion	thrombotische Durchblutungs- störung der Nerven

Typ II   (Fasziitis)

Rötung, Schwellung, Schmerz	lokale Entzündungsreaktion
rasche Ausbreitung	
hohes Fieber	
Blasenbildung:	
Inhalt: gelblich - rot-schwarz	
Ruptur der Blasen:	
sieht aus wie drittgradige Verbrennungen	
bei überwiegend oberflächlicher Ausprägung:	
kleine Ulzerationen	
grau-blaue Gangrän	
Entleerung von stinkendem,	
bräunlichem Eiter	bei Neugeborenen: bes. periumbilikal

Beteiligung der Faszien
septische Ausbreitung möglich
sekundäre Thrombophlebitis

Wundinfektionen

Typ	Erreger	Anmerkungen
Typ I	Peptostreptokokken Bacteroides spp. *plus* Streptokokken Enterobacteriaceae Pseudomonas aeruginosa	 bes. S. pyogenes selten
Typ II	*Streptococcus pyogenes* C- und G-Streptokokken Staphylococcus aureus Enterobakterien	 selten selten nach Bauchoperationen

Progressive synergistische bakterielle Gangrän

Symptome	Anmerkungen
Rötung, Schwellung, Schmerz	lokale Entzündungsreaktion
Ulzeration: *gangränöse Haut* *umgeben von einem lividen, ödematösen Saum*	

meist langsamer Verlauf
nach Bauchoperationen, an Fistelausgängen

Erreger	Anmerkung
Peptostreptokokken plus Staphylococcus aureus	
Enterobacteriaceae, bes. Proteus spp.	selten

Besonderheiten

Mucormykose	Verbrennungswunden Diabetes mellitus (selten) Immunsuppression (selten) schneller Verlauf Anästhesie der Läsion
Rhizopusmykose, Aspergillose, Pseudomonas-Bakteriämie	Immunsuppression
Akute Rhabomyolyse:	Myoglobinurie!

Erreger: Influenzavirus A
Legionella pneumophila
Echo-Viren
Coxsackie-Viren
Adenoviren

Management bei nekrotisierenden Haut- und Weichteilinfektionen

Wegen des möglichen dramatischen Verlaufs mit tödlichem Ausgang ist rasches Handeln erforderlich!

1. Anamnese und körperliche Untersuchung

2. Entnahme von Untersuchungsmaterial

3. Mikroskopisches Präparat (Gramfärbung)

4. Einleitung der Therapie:

    Chirurgisch: Entfernung der Nekrosen

    Über die Ausdehnung der Nekrosenabtragung muß nach dem Lokalbefund und dem mikroskopischen Präparat entschieden werden.

    Bei *clostridialer Myonekrose* ist eine besonders ausgedehnte Abtragung bis weit ins gesunde Gewebe erforderlich; eine hyperbare Sauerstofftherapie kann unterstützend wirken.

Antimikrobiell:

In Abhängigkeit vom *mikroskopischen Befund (oft Mischungen):*

Mikroskopischer Befund	kalkulierte Initialtherapie
kastenförmige, grampositive Stäbchen	Penicillin G
grampositive Kokken	Penicillin G (plus Flucloxacillin)
gramnegative Stäbchen	*Kombinationstherapie* Ampicillin Gentamicin Clindamycin Metronidazol oder Imipenem

Erregerbedingte Arthritis

Symptomatik

Symptome	Anmerkungen
Schwellung *Rötung* *Überwärmung* *Schmerzen* *eingeschränkte Beweglichkeit*	
Fieber	eher niedrig, gel. mit Schüttelfrost
Hautläsionen (rash):	N. gonorrhoeae N. meningitidis Streptobacillus moniliformis Borrelia burgdorferi

Bei bakteriell bedingter Arthritis ist i. d. R. nur ein Gelenk betroffen, aber: *Staphylokokken* und *N. gonorrhoeae* verursachen öfter auch multiplen Gelenkbefall (hämatogen).

Bei viral bedingter Arthritis sind i. d. R. mehrere Gelenke betroffen.

Aber: Die Symptome können auch nur schwach und verwaschen sein. Dies trifft besonders für Patienten mit Erkrankungen mit Gelenkbeteiligung (rheumatoide Arthritis) und immunsuppressiver Therapie (Steroide) zu.
Das gleiche gilt für die Infektion schlecht sichtbarer Gelenke (Hüftgelenk, Sakroiliakalgelenk). Hier kommen oft nur einzelne Entzündungszeichen (Schmerz oder Bewegungseinschränkung) vor.

Erregerbedingte Arthritis

Laborwerte

Punktat: eitrig-trüb
            Protein erhöht
            Glukose erniedrigt

Anamnese

Prädisposition bei Vorschädigungen aller Art (Gicht, rheumatoide Erkrankun-
gen, etc.)
Operative Eingriffe
Gelenkprothesen

Besonderheiten

Erregerbedingte Bursitis

Für die erregerbedingte Bursitis gilt das gleiche wie für die erregerbedingte
Arthritis. Der wichtigste und häufigste Erreger ist *Staphylococcus aureus*. Daher kommen als antimikrobielle Chemotherapeutika *penicillinasefeste Penicilline (Flucloxacillin)* oder *Clindamycin* zur Anwendung.

Lyme-Borreliose

Die Lyme-Borreliose ist die häufigste von Zecken übertragene Erkrankung
des Menschen. Der Erreger ist Borrelia burgdorferi. Wesentliche Krank-
heitsbilder im stadienhaften Verlauf der Erkrankung sind das Erythema chro-
nicum migrans, eine Polymeningoradikulitis (Garin-Bujadoux-Bannwarth), die
Acrodermatitis chronica atrophicans und verschiedene Formen von Arthritis.
Die diagnostische Methode der Wahl ist der Nachweis erregerspezifischer
Antikörper im Serum oder im Liquor. Als antimikrobielle Chemotherapeutika
kommen im Frühstadium Tetracycline, in späteren Stadien, z. B. der Arthritiden oder der neurologischen Beteiligung Penicillin G i. v. oder Cephalosporine (bes. Ceftriaxon) zum Einsatz.

Erregerspektrum

Erreger	Anmerkungen
Neisseria gonorrhoeae	Erwachsene < 30 Jahre (>90%)
Staphylococcus aureus	bes. nach traumatischer/operativer Gelenkeröffnung bes. Kinder > 2 Jahre Erwachsene: zweithäufigste Ursache
Haemophilus influenzae (Typ b)	bes. Kinder < 2 Jahre
Staphylococcus epidermidis	Prothesen
Streptokokken	Kinder
Anaerobier (auch Clostridien)	
Salmonella spp.	Kinder
Pasteurella multocida	nach Hunde- oder Katzenbiß
gramnegative Stäbchen	bes. abwehrgeschwächte Patienten (Tumoren, Immunsuppression, konsumierende Erkrankungen,...)
Neisseria menigitidis	
Streptobacillus moniliformis	nach Rattenbiß
Borrelia burgdorferi (Lyme-Borreliose)	nach Zeckenstich
Mykobakterien	
Sporothrix schenckii	
Candida albicans	
Viren	

Über assoziierte Erreger bei postinfektiösen = reaktiven Arthritiden s. u.
Zur Differentialdiagnose nicht erregerbedingter Arthritiden muß auf die einschlägigen Lehrbücher verwiesen werden.

Erregerbedingte Arthritis

Material zum Erregernachweis

Gelenkpunktat

MATERIALGEWINNUNG

Gelenkpunktion (nur bei großen Gelenken, bes. Kniegelenk)

Das Gelenkpunktat ist in ein **steriles, fest verschließbares Gefäß** zu gewinnen.

MATERIALVERSAND

1. Möglichkeit

Sofortiger Transport ins mikrobiologische Labor ist gewährleistet.

Das Gelenkpunktat ist in einem **sterilen, fest verschließbaren,** mit den **Patientendaten,** dem **Absender** und der **Materialbezeichnung beschrifteten Transportgefäß** zu versenden.

Menge: mindestens 1 - 2 ml Gelenkpunktat
Lagerung/Transport: bei Zimmertemperatur

Es ist ein Anforderungsschein für die mikrobiologische Untersuchung mit Kennzeichnung der **Patientendaten,** des **Absenders,** des **Untersuchungsmaterials,** der **Fragestellung** und **Besonderheiten in der Anamnese** auszufüllen und mitzuschicken!

beachte: Folgende Untersuchungen werden *nur auf besondere Anforderung* durchgeführt:

 * Anzucht von Mykobakterien

Diese Fragestellung erfordert eine *besondere Kennzeichung* auf dem Anforderungsschein und eine gesonderte Probe.
Der Nachweis von Borrelia burgdorferi gelingt nur in wenigen Fällen. Als Routine- oder als Screeningmethode ist der Nachweis ungeeignet.

2. Möglichkeit

Ein längerer Transport ins mikrobiologische Labor ist zu erwarten. Eine antimikrobielle Chemotherapie wurde bereits begonnen (dann sollte zusätzlich eine Breitband-Betalaktamase zugesetzt werden).

Das Gelenkpunktat ist unter sterilen Kautelen in eine **Blutkulturflasche** (aerob, Hirn-Herz-Bouillon) zu geben. *Verfallsdatum beachten!*
Die Blutkulturflasche ist mit den **Patientendaten,** dem **Absender** und der **Materialbezeichnung** zu beschriften.

Menge: mindestens 1 ml pro Flasche
Lagerung/Transport: bei 36 °C (vorgewärmter Transportbehälter)

Es ist ein Anforderungsschein für die mikrobiologische Untersuchung mit Kennzeichnung der **Patientendaten,** des **Absenders,** des **Untersuchungsmaterials,** der **Fragestellung** und **Besonderheiten in der Anamnese** auszufüllen und mitzuschicken!

beachte: Folgende Untersuchungen können mit diesem Material **nicht** durchgeführt werden:

* *Mikroskopische Präparate*
    * Grampräparate
    * Nativ-,Tuschepräparate zur Darstellung von Cryptococcus
        neoformans
    * Nachweis von Amöben

Erregerbedingte Arthritis

> * *Anzucht von Mykobakterien*
> * *Nachweis von Borrelia burgdorferi*
> * *Antigennachweise*
> * *Antikörpernachweise*

Für diese Untersuchungen ist *zusätzlich* Material einzusenden (s. Möglichkeit 1).

Blutkulturen

BEURTEILUNG

Viele eitrige Arthritiden entstehen durch hämatogene Streuung. Daher ist der Erreger in Blutkulturen nachzuweisen.
Es handelt sich aber nur um eine *zusätzliche* Möglichkeit!

MATERIALGEWINNUNG

Das Blut ist durch Venenpunktion (z. B. mit Blutkulturbesteck) zu gewinnen. Die Abnahme aus liegenden Kathetern kann das Untersuchungsergebnis verfälschen!
Das Blut ist unter *sterilen Kautelen* in Blutkulturflaschen (aerob, anaerob) zu geben.

Zeitpunkt: im Fieberanstieg, möglichst **vor** Chemotherapie
Anzahl: 3 Probenpaare (Abstand nach klinischen Gesichtspunkten)

MATERIALVERSAND

Die Blutkulturflaschen sind mit den **Patientendaten,** dem **Absender** und der **Materialbezeichnung** zu beschriften.

Bei mehreren, unabhängig voneinander gewonnenen Proben muß die **Reihenfolge** der Entnahme rekonstruierbar sein.

Menge:	mindestens 10 ml Blut (Marke auf der Flasche)
Lagerung/Transport:	bei 36 °C (vorgewärmter Transportbehälter)

Es ist ein Anforderungsschein für die mikrobiologische Untersuchung mit Kennzeichnung der **Patientendaten**, des **Absenders**, des **Untersuchungsmaterials**, der **Fragestellung** und **Besonderheiten in der Anamnese** auszufüllen und mitzuschicken!

Erregernachweis aus dem Streuherd

Die Nachweisrate von Neisseria gonorrhoeae kann verbessert werden, wenn zusätzlich zu Kniepunktat ein Abstrich aus dem Urogenitaltrakt oder einer anderen verdächtigen Stelle untersucht wird (s. dort).

Erregerbedingte Arthritis

Management

1. Anamnese und körperliche Untersuchung

2. Apparative Diagnostik und Gewinnung von Untersuchungsmaterial
    zum Erregernachweis

    Der Erregernachweis soll geführt werden (Gelenkpunktion, ... : s. o.)!
    Die Gelenkpunktion dient der *Entfernung des Eiters, der Entlastung
    des Gelenks mit symptomatischer Erleichterung und der Gewinnung
    von Material zum Erregernachweis.*

3. Als therapeutische Maßnahmen kommen chirurgische Methoden und
    antimikrobielle Chemotherapie zur Anwendung:

    chirurgisch:
    Entfernung des Eiters durch Drainage oder (ggf. wiederholte) Aspira-
    tion

    antimikrobiell:
    Eine intraartikuläre Applikation ist ungeeignet! Die antimikrobielle
    Chemotherapie muß systemisch erfolgen!

    In der Regel kann das Ergebnis der Gramfärbung (aus dem Gelenk-
    punktat) abgewartet werden.

Ergebnis der Gramfärbung	mögliche kalkulierte Initialtherapie
grampositive Kokken	*Penicillinasefestes Penicillin (Flucloxacillin)* Cephalosporin der 1. Generation (Clindamycin)

gramnegative Kokken
Erwachsene

Cephalosporine
(z. B. Cefuroxim, Cefotaxim,
Cefoxitin, Ceftriaxon)

Penicillin (bei nachgewiesener
Empfindlichkeit)
Spectinomycin
(je nach Resistenzlage von N.
gonorrhoeae)

Kinder

Ampicillin, Cephalosporin

gramnegative Stäbchen

Cefotaxim,
Breitspektrumpenicillin plus
Aminoglykosid

keine Bakterien, aber Eiter

Erwachsene

Penicillin oder Spectinomycin

Risikopatienten

Penicillinasefestes Penicillin
plus
Aminoglykosid
Cefotaxim
Imipenem

Kinder (< 6 Jahre)

Ampicillin
plus
penicillinasefestes Penicillin
(statt Ampicillin evt. Cefotaxim)

Erregerassoziierte Arthritiden
Die sogenannten postinfektiösen = reaktiven Arthritiden

Es gibt eine Reihe von sogenannten *postinfektiösen oder reaktiven Arthritiden*, die mit verschiedenen Erregern *assoziiert* [1] sind:

Erreger	Anmerkungen
Streptococcus pyogenes	akutes rheumatisches Fieber
Borrelia burgdorferi	Lyme-Borreliose
Chlamydia trachomatis	Reiter-Syndrom[2] (sexuell erworben)
Mycoplasma spp.	
Ureaplasma urealyticum	
Campylobacter fetus (jejuni)	Reiter-Syndrom (nach Darmerkrankung)
Salmonella spp.	
Shigella flexneri	
Klebsiella spp.	
Yersinia enterocolitica	
Yersinia pseudotuberculosis	
Clostridium difficile	

[1] Welche Rolle die assoziierten Erreger in der Pathogenese der Arthritis spielen, ist nicht genau bekannt.

[2] Reiter-Syndrom: Arthritis, Urethritis, Uveitis (und <Schleim>Hautläsionen). Dabei kann die Ausprägung der einzelnen Komponenten unterschiedlich sein: eine kann (fast) nicht, eine andere dagegen sehr stark ausgeprägt sein. Zu beachten ist die Assoziation mit **HLA B27** (*Labornachweis!*).

Chlamydia psittaci   selten
Mycoplasma pneumoniae   "
Brucella spp.   "
Leptospira interrogans   "
Neisseria gonorrhoeae   "   ; im Gegensatz zur eitrigen
                                          Arthritis

Neisseria meningitidis   "

Adenoviren
Coxsackie B
Cytomegalovirus (CMV)
Epstein-Barr-Virus (EBV)
Herpes-simplex-Virus Typ I (HSV)
Varizella-Zoster-Virus (VZV)   Windpocken, Zoster
Masernvirus   Masern
Mumpsvirus   Mumps
Rötelnvirus   Röteln
Hepatitis B-Virus
Arboviren (Togaviren)
ECHO-Viren
Parvoviren
Oncornaviren
Retroviren
Vakziniavirus

Entamoeba histolytica
Giardia lamblia
Strongyloides stercoralis

Der Nachweis des Erregers selbst, im entzündeten Gelenk, gelingt meist nicht.

Man kann versuchen, den *Erreger an einer für ihn typischen Lokalisation (bei entsprechendem klinischen Verdacht) nachzuweisen* (Urethritiserreger im Urethralabstrich, Durchfallerreger im Stuhl,...).

Bei manchen Erregern ist es möglich, spezifische *Antikörper nachzuweisen* (Borrelia burgdorferi, Yersinia spp., Salmonella spp., Chlamydia spp., Mycoplasma spp., Brucella spp., Viren,...).

Ob die therapeutischen Maßnahmen eher gegen den Erreger (antimikrobielle Chemotherapeutika) oder antiinflammatorisch (nichtsteroidale Entzündungsinhibitoren, Kortikoide,...) sein sollen, kann nicht abschließend festgestellt werden. Eine Therapie muß individuell und flexibel gehandhabt werden:

Bei akutem rheumatischem Fieber steht die anitiphlogistische Therapie im Vordergrund, die antimikrobielle Chemotherapie wird zusätzlich benötigt, wenn noch Erreger vorhanden sind.

Bei der Lyme-Borreliose scheint die antimikrobielle Chemotherapie im Vordergrund zu stehen.

Osteomyelitis

Symptomatik

Je nachdem, wie die Osteomyelitis entstanden ist, lassen sich drei Formen unterscheiden:

Hämatogen

Symptome	Anmerkungen
Akuter Beginn *Hohes Fieber* *Lokale Zeichen einer eitrigen Entzündung:* *Schwellung* *Rötung* *Überwärmung* *Schmerz*	Lange Knochen (Metaphysen)

Bei Erwachsenen über 50 Jahre sind die Symptome oft nicht typisch, häufig sind die Wirbelkörper betroffen.

Anamnese

Patient:　　　typischerweise Kinder (1-16 Jahre)

Komplikation

septische Arthritis
Periostruptur (bes. Kinder < 1 Jahr)

Osteomyelitis

per continuitatem

___

Symptome

___

Lokale Entzündungszeichen:	im akuten Stadium
Schmerz	
Rötung	
Schwellung	
(Überwärmung)	
Fistelbildungen: mit Entleerungen	im Verlauf

___

Lange Verläufe mit wiederholten akuten Episoden kommen vor.

Anamnese

Offene Frakturen
Chirurgische Eingriffe, Punktionen
Infektion in der Umgebung: Zähne, Weichteile
nach Bestrahlung

Osteomyelitis bei Gefäßkrankheiten (Diabetes mellitus,...)[1]

Diese tritt im Rahmen der Nekrotisierung distaler Körperabschnitte (Füße, Hände) auf.
Als Erreger finden sich Staphylokokken, Streptokokken, gramnegative Stäbchen inkl. Pseudomonas aeruginosa und Anaerobier. Oft liegen Mischinfektionen vor.
Therapie der Wahl ist die frühzeitige, umfassende chirurgische Sanierung des nekrotischen Gebiets.
Auf diese Form wird *im weiteren kein Bezug* mehr genommen!

___

[1] Die diabetische Neuropathie scheint einen wesentlichen Anteil an der Entstehung einer Osteomyelitis bei Diabetikern zu haben.

Erregerspektrum

Je nach Entstehungstyp differiert das Erregerspektrum etwas:

Erreger	Anmerkungen
Hämatogen	
Staphylococcus aureus	am häufigsten
Streptococcus pyogenes (Gruppe A)	Kinder
Streptococcus aglactiae (Gruppe B)	Neugeborene
Haemophilus influenzae	Kinder
gramnegative Stäbchen	Erwachsene
Enterobacteriaceae	Neugeborene
Salmonella spp.	Sichelzellanämie
Pseudomonas aeruginosa	I.v.-Drogenabhängige
	Abwehrgeschwächte
	(Neugeborene)
Andere Erreger (Anaerobier, Mykobakterien,...) können vorkommen.	
per continuitatem	
Staphylococcus aureus	
Staphylococcus epidermidis	Prothesen!
gramnegative Stäbchen	Kiefer, Becken, kleine
	Knochen
Pasteurella multocida	nach Hunde- oder
	Katzenbiß
Anaerobier	
Mischinfektionen!	

Material zum Erregernachweis

Entscheidend für eine antimikrobielle Therapie ist eine geeignete Probenentnahme, um den/die Erreger zu isolieren und deren Empfindlichkeit zu bestimmen!

Eiter (Biopsie oder Aspirat)

MATERIALGEWINNUNG

Aspiration oder offene Biopsie **vor** der antimikrobiellen Therapie

Das Material ist in ein **steriles, fest verschließbares Gefäß** zu gewinnen.

MATERIALVERSAND

1. Möglichkeit

Sofortiger Transport ins mikrobiologische Labor ist gewährleistet.

Das Material ist in einem **sterilen, fest verschließbaren,** mit den **Patientendaten,** dem **Absender** und der **Materialbezeichnung** beschrifteten **Transportgefäß** zu versenden.

Menge: je mehr desto besser
Lagerung/Transport: bei Zimmertemperatur oder gekühlt

Es ist ein Anforderungsschein für die mikrobiologische Untersuchung mit Kennzeichnung der **Patientendaten,** des **Absenders,** des **Untersuchungsmaterials,** der **Fragestellung** und **Besonderheiten in der Anamnese** auszufüllen und mitzuschicken!

beachte: Folgende Untersuchung wird *nur auf Anforderung* durchgeführt:

   * Anzucht von Mykobakterien

Diese Fragestellung erfordert eine besondere *Kennzeichung auf dem Anforderungsschein.* Es ist eine *zusätzliche* Probe notwendig.

2. Möglichkeit

Ein längerer Transport ins mikrobiologische Labor ist zu erwarten. Eine antimikrobielle Chemotherpie wurde bereits begonnen (dann sollte zusätzlich eine Breitband-Betalaktamase zugesetzt werden).

Das Material ist unter sterilen Kautelen in eine **Blutkulturflasche** (aerob, Hirn-Herz-Bouillon) zu geben. *Verfallsdatum beachten!*
Die Blutkulturflasche ist mit den **Patientendaten,** dem **Absender** und der **Materialbezeichnung** zu beschriften.

Menge: mindestens 1 ml pro Flasche
Lagerung/Transport: bei 36 °C (vorgewärmter Transportbehälter)

Es ist ein Anforderungsschein für die mikrobiologische Untersuchung mit Kennzeichnung der **Patientendaten,** des **Absenders,** des **Untersuchungsmaterials,** der **Fragestellung** und **Besonderheiten in der Anamnese** auszufüllen und mitzuschicken!

beachte: Folgende Untersuchungen können mit diesem Material **nicht** durchgeführt werden:

   * *Mikroskopische Präparate*
        * Grampräparate
        * Nativ-,Tuschepräparate zur Darstellung von Cryptococcus
            neoformans
        * Nachweis von Amöben

Osteomyelitis

Anzucht von Mykobakterien
Antigennachweise
Antikörpernachweise

Für diese Untersuchungen ist **zusätzlich** Material einzusenden (s. Möglichkeit 1).

Blutkulturen

BEURTEILUNG

In manchen Fällen ist der Erreger in Blutkulturen nachzuweisen.
Es handelt sich aber nur um eine *zusätzliche* Möglichkeit!

MATERIALGEWINNUNG

Das Blut ist durch Venenpunktion (z. B. mit Blutkulturbesteck) zu gewinnen.
Die Abnahme aus liegenden Kathetern kann das Untersuchungsergebnis verfälschen!
Das Blut ist unter *sterilen Kautelen* in Blutkulturflaschen (aerob, anaerob) zu geben.

Zeitpunkt:	im Fieberanstieg, möglichst **vor** Chemotherapie
Anzahl:	3 Probenpaare (Abstand nach klinischen Gesichtspunkten)

MATERIALVERSAND

Die Blutkulturflaschen sind mit den **Patientendaten,** dem **Absender** und der **Materialbezeichnung** zu beschriften.

Bei mehreren, unabhängig voneinander gewonnenen Proben muß die **Rei-henfolge** der Entnahme rekonstruierbar sein.

Menge: mindestens 10 ml Blut (Marke auf der Flasche)
Lagerung/Transport: bei 36 °C (vorgewärmter Transportbehälter)

Es ist ein Anforderungsschein für die mikrobiologische Untersuchung mit Kennzeichnung der **Patientendaten**, des **Absenders**, des **Unter-suchungsmaterials**, der **Fragestellung** und **Besonderheiten in der Anamnese** auszufüllen und mitzuschicken!

Management

1. Anamnese und körperliche Untersuchung

2. Klinisch-apparative Untersuchungen und Materialgewinnung zum Erregernachweis

   Für die Therapie ist entscheidend, daß der Erreger gefunden wird und dessen Empfindlichkeit gegenüber antimikrobiellen Substanzen bestimmt wird. Nur so kann die gezielte antimikrobielle Chemotherapie durchgeführt werden.

   Daher muß die Materialgewinnung auf jeden Fall vor Einleitung der antimikrobiellen Chemotherapie geschehen. Andernfalls ist der Erregernachweis gefährdet (kein Anwachsen wegen antimikrobieller Substanzen im Untersuchungsmaterial)

3. Therapieeinleitung

   Entscheidend ist eine hochdosierte und ausreichend lange Therapie: *mindestens 4 Wochen!*

Osteomyelitis

Eine rechtzeitige und langdauernde antimikrobielle Chemotherapie
kann Amputationen oft vermeiden.
Problematisch ist die Penetration der antimikrobiellen Substanzen an
den Entzündungsort.

Patient	kalkulierte Initialtherapie
Neugeborene	(Penicillinasefestes Penicillin) Ceftazidim plus Aminoglykosid
Kinder	Penicillinasefestes Penicillin (Flucloxacillin)
< 6 Jahre oder Sichelzellanämie	dazu: Ampicillin oder Cephalosporin (3. Generation) oder Imipenem
Erwachsene	Penicillinasefestes Penicillin (Flucloxacillin) (bei Risikofaktoren) plus Cephalosporin (3. Generation) oder Aminoglykosid oder Imipenem

Nach Vorliegen eines Antibiogramms wird entsprechend
Antibiogramm therapiert: einleitend intravenös, oral weitergeführt.
Mittel: Flucloxacillin, Clindamycin, Fusidinsäure (als Zusatz)

Chronische Formen sind sehr schwierig und langwierig zu
therapieren. U. U. ist die chirurgische Einlagerung antibiotikahaltiger
Träger in das betroffene Gebiet hilfreich. Ggf. *chirurgische Sanierung.*

Sepsis und Bakteriämie

Begriffe

Bakteriämie

Bakterien sind im Blut.
Eine klinische Symptomatik ist nicht obligat.

Beispiel: das selbstlimitierende Bakteriämiestadium zyklischer Allgemeininfektionen

transient: wenige Minuten
kontinuierlich: über Tage
intermittierend

Sepsis

Der Erreger einer Lokalinfektion breitet sich über die Blutbahn aus und siedelt sich an anderer Stelle wieder ab, wobei sich Krankheitssymptome ausbilden. Die Erreger der Sepsis können obligat pathogen oder fakultativ pathogen sein.
Dabei bestehen in der Regel klinische Symptome.

Fever of unknown origin (FUO)

Fieber über 2 bis 3 Wochen, ohne daß durch klinische und zugehörige technische Untersuchungen eine Ursache gefunden werden kann.

Symptomatik

Symptome	Anmerkungen
Fieber *Schüttelfrost*	
Schocksymptomatik *Hyperventilation* *Blutdruckabfall* *Herzfrequenzanstieg*	bes. bei Sepsis
Hautläsionen: *rash* *Ecthyma gangraenosum*	P. aeruginosa
Bewußtseinsstörung: *Agitiertheit* *Verwirrung*	
Störung verschiedener Organsysteme:	
Ikterus	Leber
Oligurie, Azidose	Niere
Zyanose, Azidose	Lunge, Herz
Blutungen, Thrombozytopenie	Blutgerinnung

anfangs: respiratorische Alkalose
            Leukozytose
später: metabolische Azidose
            Leukopenie

Erregerspektrum

Im Prinzip kann jeder Erreger bei geeigneten Bedingungen eine Sepsis verursachen.
Aufgrund anamnestischer und klinischer Daten kann auf einen Ausgangsherd geschlossenen werden und so das Erregerspektrum eingegrenzt und eine kalkulierte Initialtherapie begonnen werden.
Erläuterungen zum Erregerspektrum finden sich in den Kapiteln zu den einzelnen Infektionslokalisationen. Hier sind nur noch einmal einige Hinweise zusammengefaßt.

Anamnestische Daten/Befunde	am ehesten zu erwartende Erreger
keine	grampositive Kokken gramnegative Stäbchen
Leukopenie	Enterobacteriaceae Pseudomonas aeruginosa
Konsumierende Erkrankungen	Staphylococcus aureus vergrünende Streptokokken Streptococcus pneumoniae Enterokokken
Splenektomie	Streptococcus pneumoniae Haemophilus influenzae Typ b Neisseria meningitidis
Furunkel u. ä.	Stapylococcus aureus
Intravaskuläre Katheter	Staphylokokken gramnegative Stäbchen (nosokomial) Enterokokken Pilze

Sepsis und Bakteriämie

Zahnbehandlungen	vergrünende Streptokokken
Alter:	
Neugeborene	E. coli Sreptococcus agalactiae (Gruppe B) Listeria monocytogenes
Kinder (< 10 Jahre)	Haemophilus influenzae Typ b
junge Erwachsene	Neisseria meningitidis
Erwachsene	Staphylococcus aureus Streptococcus pneumoniae

Zu beachten sind folgende zyklische Allgemeininfektionen mit selbstlimitierendem Bakteriämiestadium (für Details muß auf die einschlägigen Lehrbücher verwiesen werden):

Leptospirose (M. Weil)	schlagartiger hoher Fieberanstieg relative Bradykardie, Leukopenie Konjunktivitis, Exantheme, Wadenschmerzen Hepatitits (Ikterus), Nephritis, Meningitis betroffen: *Feld- und Kanalarbeiter*
	Diagnostik Anzucht in Spezialmedien (Fletcher-Medium) Antikörpernachweis
	Untersuchungsmaterial Blut (EDTA, nicht Citrat!), Serum Liquor Urin (ab der 2. Woche)

Rückfallfieber

Akuter Beginn
Sich wiederholende Fieberattacken mit längeren Intervallen
Splenomegalie, Hepatomegalie
Lungen-, ZNS-Beteiligung

Diagnostik   Direktnachweis im Blut (EDTA)
           Antikörpernachweis

Typhus

langsamer Fieberanstieg auf hohe Temperaturen
Roseolen (Bauchhaut)
relative Bradykardie, Leukopenie
anfangs: Obstipation
später: erbsbreiartige Durchfälle

Diagnostik: s. o.

Brucellose

Fieber
Schwäche
Krankheitsgefühl
Appetitlosigkeit, Gewichtsverlust
Arthralgien
Splenomegalie, Hepatomegalie,
Lymphknotenschwellungen

Akute Verläufe, Rückfälle und chronische Verläufe (diese häufig mit schwacher Symptomatik) sowie subklinische Zustände kommen vor.

Knochen-, Gehirn-, Herz-, Nieren- Haut- und Augenmanifestationen kommen vor.

Diagnostik: Blutkultur
           Antikörpernachweis

Tularämie	Akuter Beginn Fieber mit Schüttelfrost Krankheitsgefühl schmerzhafte Lymphadenopathie Pleuropneumonie
	Diagnostik: Antikörpernachweis
Rickettsiosen	s. einschlägige Lehrbücher
	Diagnostik: Antikörpernachweis

Beurteilung von Isolaten aus Blutkulturen

Mögliche Kontaminanten[1]: koagulasenegative Staphylokokken
Diphtheroide
aerobe Sporenbildner (Bacillus spp.)
Propionibacterium acnes
Acinetobacter calcoaceticus

Nachweis mehrerer Bakterienarten

(meist ist nur eine von mehreren Blutkulturen
positiv)

Erreger[2]: Staphylococcus aureus
koagulasenegative Staphylokokken
(mehrfacher Nachweis)
Katheter
künstliche Herzklappen
Streptococcus pyogenes (Gruppe A)
konsumierende Erkrankungen
Streptococcus agalactiae (Gruppe B)
Neugeborene
Diabetes u. a.
Enterokokken
Endokarditis
Harnwegsinfektionen
Beckeninfektionen
Wundinfektionen
intraabdomineller Abszeß

---

[1] Die genannten Mikroorganismen müssen häufig als Kontamination in den Blutkulturen interpretiert werden. In Einzelfällen können sie aber pathologische Relevanz haben (z. B. bei Endokarditis).

[2] Die genannten Erreger können primär nicht als Kontamination interpretiert werden. In Einzelfällen kann eine Kontamination vorliegen.

Streptococcus pneumoniae
Pneumonie
Sinusitis
Meningitis
Endokarditis
Streptococcus bovis
Endokarditis
Neisseria meningitidis
Meningitis
Escherichia coli
Harnwegsinfektionen
Beckeninfektionen
Gallenwegsinfektionen
Klebsiella spp.
wie E. coli
Pseudomonas aeruginosa
u. a.

Bei vorgeschädigten oder künstlichen Herzklappen ist jeder Bakteriennachweis im Blut besonders ernst einzuschätzen.

Material zum Erregernachweis

Blutkulturen

MATERIALGEWINNUNG

Das Blut ist durch Venenpunktion (z. B. mit Blutkulturbesteck) zu gewinnen.
Die Abnahme aus liegenden Kathetern kann das Untersuchungsergebnis
verfälschen!
Das Blut ist unter *sterilen Kautelen* in Blutkulturflaschen (aerob, anaerob) zu
geben.

Zeitpunkt und Anzahl: Empfehlungen zu Häufigkeit und Zeitpunkt von
Blutentnahmen bei Sepsis (Richtlinien der DGHM).

1. Sepsis mit intermittierendem Fieber

1. Tag	1-2 Entnahmen vor Therapiebeginn, frühzeitig im Fieberanstieg 2 Entnahmen am Ende von Antibiotika-Dosierungsintervallen
2. Tag	2 Entnahmen am Ende von Antibiotika-Dosierungsintervallen

2. Fieberzustand mit Continua

1. Tag	2-3 Entnahmen, in mindestens einstündigem Abstand, möglichst 2 davon vor Therapiebeginn
2. Tag	2-3 Entnahmen, in mindestens einstündigem Abstand bzw. am Ende von Antibiotika-Dosierungsintervallen

Sepsis und Bakteriämie

3. Verdacht auf Endokarditis

1. Tag	mindestens 3 Entnahmen vor Therapiebeginn, wenn möglichst zu Beginn des Fieberanstiegs[1]
2. Tag	mindestens 3 Entnahmen, bei therapierefraktären Formen am Ende von Antibiotika-Dosierungsintervallen

4. Sepsis bei Neugeborenen

1.-2. Tag	je 1-2 Entnahmen vor Therapiebeginn, sonst am Ende von Antibiotika-Dosierungsintervallen

5. Verdacht auf Fungämie

1.-2. Tag	je 2-3 Entnahmen, z. T. aus der Arterie, ggf. bei beginnender Fieberphase und vor Therapiebeginn bzw. am Ende von Antibiotika/Fungistatika-Dosierungsintervallen

MATERIALVERSAND

Die Blutkulturflaschen sind mit den **Patientendaten,** dem **Absender** und der **Materialbezeichnung** zu beschriften.
Bei mehreren, unabhängig voneinander gewonnenen Proben muß die **Reihenfolge** der Entnahme rekonstruierbar sein.

Menge:	mindestens 10 ml Blut (Marke auf der Flasche)
Lagerung/Transport:	bei 36 °C (vorgewärmter Transportbehälter)

---

[1] Ein Fieberanstieg soll und muß nicht abgewartet werden, da eine Dauerbakteriämie vorliegt.

Es ist ein Anforderungsschein für die mikrobiologische Untersuchung mit Kennzeichnung der **Patientendaten,** des **Absenders,** des **Untersuchungsmaterials,** der **Fragestellung** und **Besonderheiten in der Anamnese** auszufüllen und mitzuschicken!

beachte: *Bei Pilzsepsis können die Erreger im Urin angereichert sein.* Die Untersuchung von Urin kann daher sehr hilfreich sein. Über Urin als mikrobiologisches Untersuchungsmaterial s. Kapitel Harnwegsinfekte.

Für manche Erreger gibt es Antigennachweise im Serum (z. B. Candida spp.).

Management

1. Anamnese und körperliche Untersuchung

2. Entnahme von Material zum Erregernachweis

   Blutkulturen (s. o.)
   Material aus dem verdächtigten Herd (z. B. Urin,...)

3. Einleitung einer antimikrobiellen Chemotherapie

   Falls bereits ein *Herd verdächtigt* wird, kann die Initialtherapie besser kalkuliert werden (s. bei den einzelnen Erkrankungen).

   In *unklaren Fällen,* vor Erregernachweis, ist eine breit wirksame antimikrobielle Chemotherapie einzuleiten, wobei penicillinasefeste Penicilline (gegen Staphylokokken), Cephalosporine, Mezlocillin (bes. gegen Enterokokken), pseudomonaswirksame Antibiotika wie

Acylureidopenicilline oder Ceftazidim und anaerobierwirksame Mittel wie Metronidazol oder Clindamycin zu berücksichtigen sind.
Sollte diese Therapie ohne Wirkung bleiben, müssen Substanzen wie Ciprofloxacin, Imipenem und Vancomycin in Erwägung gezogen werden.

Folgendes Protokoll wäre möglich:

Beginn: Cephalosporin der 3. Generation (z. B. Cefotaxim)
Acylureidopenicillin (z. B. Piperacillin)
Aminoglykosid (z. B. Tobramycin)

(beliebige Kombination aus zwei dieser Substanzen)

Fortsetzung: *Innerhalb von 3 - 4 Tagen* sollte eine *Entfieberung* eintreten:

Entfieberung: Fortsetzung der Therapie für 4 - 8 Tage
keine Entfieberung: Änderung der antimikrobiellen Substanzen.
Folgende Mittel kommen in Betracht:

Imipenem
Ciprofloxacin
Vancomycin (gegen Staphylokokken und Enterokokken)
(Teicoplanin)

Nach Erregernachweis wird nach Antibiogramm behandelt.

4. Suche nach dem auslösenden Herd und Sanierung des Herdes

Endokarditis

Vorbemerkungen zur Endokarditisentstehung

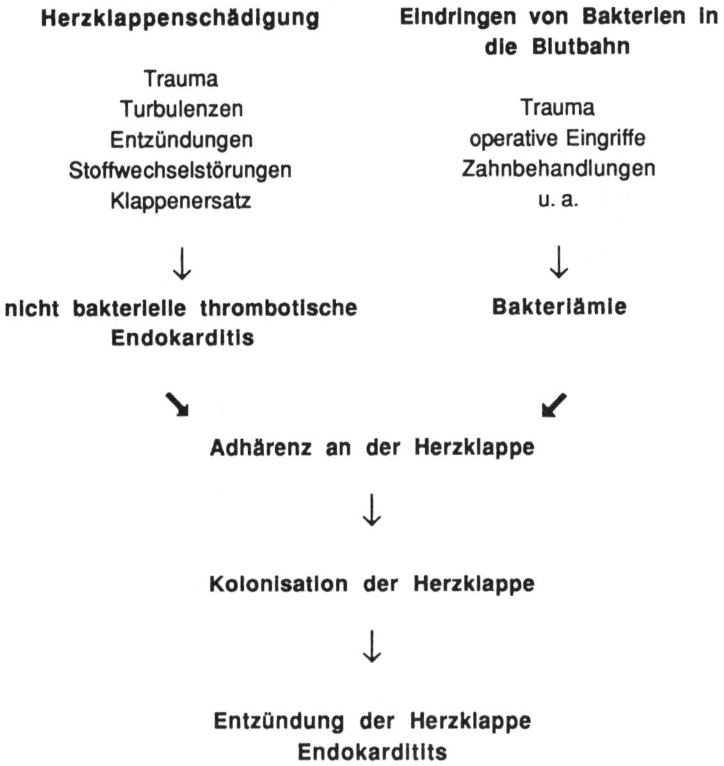

Herzklappenschädigung	Eindringen von Bakterien in die Blutbahn
Trauma	Trauma
Turbulenzen	operative Eingriffe
Entzündungen	Zahnbehandlungen
Stoffwechselstörungen	u. a.
Klappenersatz	
↓	↓
nicht bakterielle thrombotische Endokarditis	**Bakteriämie**

Adhärenz an der Herzklappe

↓

Kolonisation der Herzklappe

↓

Entzündung der Herzklappe Endokarditits

Endokarditis

Symptomatik

Symptome	Bemerkungen
Fieber	mit Schüttelfrost
	Allgemeinsymptome:
Schwäche *Appetitlosigkeit* *Gewichtsverlust* *Schweißneigung* *Arthralgien*	
	Bakterielle Mikroembolien:
Osler splits	schmerzhaft an Fingern und Zehen
Roth-Flecken	an der Retina
alle Arten von neurologischen *Ausfallerscheinungen*	embolische Herdenzephalitis
	Nierenbeteiligung
Niereninfarkte *Hämaturie, Proteinurie*	glomeruläre Herdnephritis
Splenomegalie	spät
Herzinsuffizienz	spät

Aber: Die Symptome können nur schwach und verwaschen sein (subakute
Endokarditis = Endocarditis lenta)! Bei unklaren Fieberzuständen, Herzge-

räuschen oder unklaren neurologischen Ausfallerscheinungen muß unbedingt an eine bakterielle Endokarditis gedacht werden!
Je länger die antimikrobielle Therapie verzögert wird, desto schlechter sind die Überlebenschancen des Patienten!

Laborbefunde

Blutsenkungsgeschwindigkeit erhöht eine normale Senkung schließt eine Endokarditis praktisch aus.

Hämaturie, Proteinurie

Endokarditis

Erregerspektrum

Erreger	Anmerkungen
Vergrünende Streptokokken	60-80% häufig: *Endocarditis lenta*
Streptococcus viridans-Gruppe	30-40%
S. sanguis	
S. bovis	
S. mutans	
Enterokokken	5-20%
andere Streptokokken	15-25%
Staphylokokken	20-35% *akuter Verlauf* Herzklappenersatz
Staphylococcus aureus	10-25%
koagulasenegative Staphylokokken	1-3% bes. bei Herzklappenersatz
gramnegative aerobe Stäbchen	2-15% *akuter Verlauf*
Enterobacteriaceae	bes.: I.v.-Drogenmißbrauch
Pseudomonas spp.	
Pilze: Candida spp., Aspergillus spp.,...	bes.: I.v.-Drogenmißbrauch und Herzchirurgiepatienten Lange I.v.-Therapie Lange Antibiotikatherapie

Es gibt kaum einen Erreger, der nicht schon einmal bei Endokarditis nachgewiesen worden wäre!
Auch solche kommen in Betracht, die häufig als Kontaminanten in Blutkulturen anzuzüchten sind.

Material zum Erregernachweis

Blutkulturen sind das Untersuchungsmaterial der Wahl.

MATERIALGEWINNUNG

Das Blut ist durch Venenpunktion (z. B. mit Blutkulturbesteck) zu gewinnen. Die Abnahme aus liegenden Kathetern kann das Untersuchungsergebnis verfälschen!
Das Blut ist unter *sterilen Kautelen* in Blutkulturflaschen (aerob, anaerob) zu geben.

Zeitpunkt:	im Fieberanstieg, möglichst **vor** Chemotherapie
Anzahl:	3 Probenpaare (Abstand nach klinischen Gesichtspunkten)

MATERIALVERSAND

Die Blutkulturflaschen sind mit den **Patientendaten,** dem **Absender** und der **Materialbezeichnung** zu beschriften.
Bei mehreren, unabhängig voneinander gewonnenen Proben muß die **Reihenfolge** der Entnahme rekonstruierbar sein.

Menge:	mindestens 10 ml Blut (Marke auf der Flasche)
Lagerung/Transport:	bei 36 °C (vorgewärmter Transportbehälter)

Es ist ein Anforderungsschein für die mikrobiologische Untersuchung mit Kennzeichnung der **Patientendaten,** des **Absenders,** des **Untersuchungsmaterials,** der **Fragestellung** und **Besonderheiten in der Anamnese** auszufüllen und mitzuschicken!

Endokarditis

BEURTEILUNG

Häufige Kontaminanten sind koagulasenegative Staphylokokken, Diphtheroide und aerobe Sporenbildner (Bacillus spp.).
Meist ist nur eine von mehreren Blutkulturen positiv.

Erreger sind vor Therapie meist in mehreren Blutkulturen nachweisbar.

Bei vorgeschädigten oder künstlichen Herzklappen ist ein Bakteriennachweis im Blut besonders ernst einzuschätzen.

beachte: Bei Pilzsepsis können die Erreger im Urin angereichert sein. Die Untersuchung von Urin kann daher sehr hilfreich sein. Über Urin als mikrobiologisches Untersuchungsmaterial s. Kapitel Harnwegsinfekte.

Für manche Erreger gibt es Antigennachweise im Serum (z. B. Candida spp.).

Management[1]

1.   Es muß möglichst der Erreger gefunden werden!

Aber: Bei klinischem Verdacht muß auch ohne Erregernachweis therapiert werden, da ohne antimikrobielle Therapie die Prognose infaust ist!!!

2.   Einleitung einer kalkulierten Initialtherapie und nach Erregernachweis gezielte Therapie:

initial: Penicillin G
plus
Aminoglykosid
plus
Flucloxacillin (penicillinasefest!) oder ein Cephalosporin

oder

Vancomycin
plus
Cefotaxim

in *bakteriziden* Dosen!

beachte: ca. 80% der akuten Verläufe sind durch Staphylokokken,
ca. 20 % durch gramnegative Stäbchen bedingt.

---

[1] Imipenem hat sich zwar in einzelnen Fällen als günstig erwiesen, bisher ist Imipenem aber für diese Indikation vom Bundesgesundheitsamt nicht zugelassen.

Endokarditis

nach Erregernachweis: nach Antibiogramm

vergrünende Streptokokken — Penicillin G
plus
Aminoglykosid
(Gentamicin)

hochdosiert
mindestens 1 Monat,
2 Wochen nach
Entfieberung

Enterokokken — Ampicillin
plus
Gentamicin

Staphylokokken — Flucloxacillin
plus
Gentamicin

Enterobacteriaceae — Cefotaxim
plus
Gentamicin

Pseudomonas aeruginosa — Piperacillin
plus
Tobramycin

andere:
Ceftazidim
(Imipenem: s. o.)
plus
Aminoglykosid

meist operative Sanierung notwendig!

Q-Fieber	Therapieversuch mit Doxycyclin (Dauersuppression) evt. zusätzlich Cotrimoxazol oder Rifampicin
Chlamydien	Doxycyclin
Pilze	Amphotericin B plus Flucytosin

meist operative Sanierung notwendig!

bei Penicillinallergie	Cefazolin plus Aminoglykosid
Ersatzmittel gegen Staphylokokken	Vancomycin (Rifampicin) plus Aminoglykosid

3. *Prophylaxe*: Bei allen Möglichkeiten einer erneuten Bakteriämie nach überstandenen Endokarditis, bei Zustand nach Herzklappenersatz oder bei Herzklappenschäden ist entsprechend dem möglichen Erregerspektrum eine Antibiotikaprophylaxe durchzuführen!

Endokarditis

Eingriff	Prophylaxe
Eingriffe im Oropharynx (Zahnbehandlung!)	Penicillin V 1 h vor und 6 h nach dem Eingriff
gastrointestinale, gynäkologische Breitspektrumpenicillin urologische Eingriffe	(Ampicillin, Amoxycillin) bei Penicillinallergie: Erythromycin Vancomycin
Eröffnung von Eiteransammlungen	Flucloxacillin bei Penicillinallergie: Cefazolin Vancomycin 1 h vor und 6 h nach dem Eingriff
Herzoperationen	Cephalosporin (z. B. Cefazolin) plus Gentamicin
bei Klappenersatz	Cephalosporin Vancomycin

Anhang

Untersuchungsmaterial, Management

Auf die Erkrankung Tuberkulose soll nicht im einzelnen eingegangen werden:

Häufigster Manifestationsort ist die Lunge, aber auch an anderen Stellen ist an Tuberkulose zu denken, insbesondere bei schleichendem Krankheitsverlauf und fehlendem Erregernachweis in der Routinediagnostik.

Für den Nachweis von Mykobakterien ist die Einsendung von **zusätzlichen Proben inklusive Anforderungsschein** erforderlich, da aus Sicherheitsgründen ein besonders ausgerüsteter Laborplatz für die Verarbeitung vorgeschrieben ist.

Formalitäten

Die **Fragestellung** Mykobakterien ist auf dem Probengefäß und dem Anforderungsschein für die mikrobiologische Diagnostik deutlich zu **kennzeichnen**!

Alle Transportgefäße müssen mit den **Patientendaten**, dem **Absender** und der **Materialbezeichnung** leserlich beschriftet sein.

Es ist ein **Anforderungsschein** für die mikrobiologische Untersuchung mit Kennzeichnung der **Patientendaten**, des **Absenders**, des **Untersuchungsmaterials**, der **Fragestellung** und **Besonderheiten in der Anamnese** auszufüllen und mitzuschicken!

Anhang

Allgemeines zur Probengewinnung

Da Mykobakterien meist nur in geringer Konzentration im Untersuchungsmaterial vorhanden sind, muß die *Menge des Untersuchungsmaterials besonders groß sein* bzw. müssen *manche Materialien wiederholt untersucht* werden.

Abstriche und Katheterspitzen sind nicht geeignet!

Wann immer es geht, sollte eine *Biopsie* (möglichst linsengroß) eingesendet werden.
Biopsie und Sektionsmaterialien dürfen nicht mit Formaldehyd fixiert werden!

Das Material soll in ein **steriles, fest verschließbares Gefäß** gewonnen werden.

Lagerung und Transport

Mykobakterien sind sehr resistent gegen Umwelteinflüsse (außer Erhitzung über 55 °C).
Um ein Überwuchern von Kontaminanten zu vermindern:

Lagerung: bei 4 °C
Transport: vorgekühlter Transportbehälter

Ein Transportmedium ist nicht erforderlich.

Aber: Es muß berücksichtigt werden, daß das Untersuchungsmaterial *aus dem Transportgefäß wiedergewonnen* werden muß.

Bei winzigen Biopsien ist es nützlich, diese in eine geringe Menge steriler NaCl 0,9% aufzunehmen.

Untersuchungsmaterialien

Sputum morgens
      Vorbereitung Ausspülen des Mundes mit Wasser
      Menge   mindestens 2 ml
             je 1 mal an 3 aufeinanderfolgenden Tagen

      Speichel ist ungeeignet!

Magensaft morgens
      Vorbereitung Ausspülen des Mundes mit Wasser
      Menge   mindestens 2 ml
      Zusatz   1 ml Dinatriumphosphatlösung zur Neutralisation

Menstrual-
blut   Menge   mindestens 6-8 ml
      Zusatz   aqua dest. im Verhältnis 1:1 (zur Hämolyse)

Blut   **Nur sinnvoll bei HIV-Positiven und Langzeitim-
munsupprimierten!
Sonst nicht!**

      Menge   6-8 ml
      Zusatz   Zitrat (Das Blut darf nicht geronnen sein!)

      Geeignet sind z. B. Quick-Röhrchen.

Andere Materialien: <u>Liquor</u>, Stuhl, Bronchiallabsaugungen, -lavagen, Eiter, Punktate, Gewebeproben, etc. können nativ in einem sterilen Transportgefäß ins Labor geschickt werden. Ein Transportmedium ist nicht erforderlich.

Blutkulturen sind für den Nachweis von Mykobakterien ungeeignet, da für die Anzüchtung eierhaltige Kulturmedien benötigt werden (nicht in Blutkulturflaschen) **und eine Wiedergewinnung der Mykobakterien aus Blutkulturflaschen extrem aufwendig ist!**

Anhang

Management

1. Es ist unbedingt ein Erregernachweis anzustreben!

2. Zur Zeit gelten folgende Therapieempfehlungen:

Die tuberkulostatische Therapie ist immer eine **Kombinationstherapie.**
In erster Linie kommen zur Anwendung: Isoniazid (INH)[1]
                                                   Rifampicin (RMP)
                                                 Pyrazinamid (PZA)
                                                 Ethambutol (EMB)
                                               Streptomycin (SM)

Folgende Behandlungsschemata werden angewendet, sie gelten für
alle Formen der Tuberkulose:

1. Optimaltherapie

Isoniacid	**1. - 9. Monat**
Rifampicin	**1. - 9. Monat**
Pyrazinamid	**1. - 3. Monat**

(Bei weniger schweren Fällen kann Pyrazinamid durch Etham-
butol oder Streptomycin ersetzt werden.)

2. Isoniazid ist nicht einsetztbar

Rifampicin	**1. - 9. Monat**
Pyrazinamid	**1. - 9. Monat**
Ethambutol oder	
Streptomycin	**1. - 3. Monat**

---

[1] Zur Prophylaxe einer Polyneuropathie wird die zusätzliche Gabe von Vitamin B6 empfohlen.

3. Rifampicin ist nicht einsetzbar

Isoniazid	**1. - 12. Monat**
Pyrazinamid	**1. - 12. Monat**
Ethambutol oder	
Streptomycin	**1. - 12. Monat**

4. Isoniazid und Rifampicin sind nicht einsetzbar

Pyrazinamid	**1. - 18. Monat**
Ethambutol	**1. - 18. Monat**
Streptomycin	**1. - 18. Monat**

Dosierungen:

Substanz	Dosierungsintervall		
	täglich	2-3x/Woche	bei Anurie
Isoniazid	5 mg/kg KG (maximal 0,4 g)	15 mg/kg KG	200 mg/d
Rifampicin	10 mg/kg KG (maximal 0,6 g)	10 mg/kg KG	600 mg/d
Pyrazinamid	30 mg/kg KG (maximal 2,0 g)	45 mg/kg KG	1500 mg/d
Ethambutol	15 mg/kg KG (maximal 1,0 g)	40 mg/kg KG	Reduzierung bei Niereninsuffizienz
Streptomycin	15 mg/kg KG (maximal 1,0 g)	10 mg/kg KG	Reduzierung bei Niereninsuffizienz

Anhang

Folgende Parameter sind *vor und während der Therapie regelmäßig
zu kontrollieren:*

Werte	Anmerkungen

"Leberwerte" im Serum:
    Transaminasen
    Bilirubin
    alkalische Phosphatase	

Polyneuropathie-Zeichen	
Visus, Farbsehen, Gesichtfeld:	bes. bei Ethambutol-Gabe
Gehör, Gleichgewicht	bes. bei Streptomycin-Gabe
Urat (Harnsäure) im Serum	bes. bei Pyrazinamid- und Ethambutol-Gabe
Kreatinin, Harnstoff im Serum	bes. bei Streptomycin

Therapieerfolgskontrolle:	Sputumkonversion nach 2 Monaten
Meldung:	*Erkrankung* und *Tod* an aktiver Tuberkulose

Untersuchungsmaterial, Organlokalisation

Formalitäten

Die Fragestellung (Virusarten) ist auf dem Anforderungsschein für die virologische Diagnostik deutlich zu kennzeichnen!

Alle **Transportgefäße** müssen mit den Patientendaten, dem **Absender** und der **Materialbezeichnung** leserlich beschriftet sein.

Ausfüllen und Mitschicken eines **Anforderungsscheins** für die virologische Untersuchung mit Kennzeichnung der **Patientendaten**, des **Absenders**, des **Untersuchungsmaterials**, der **Fragestellung** und **Besonderheiten in der Anamnese!**

Allgemeines zur Probengewinnung

Erregernachweise

Das Material soll **in ein steriles, fest verschließbares Gefäß** gewonnen werden. Abstrichtupfer sind vor Probennahme in eine sterile Stabilisatorlösung zu tauchen.

Antikörpernachweise:
(Serum, Liquor)

1. so schnell wie möglich
2. Titerverlaufskontrolle
   nach 14 Tagen
   nach 6 Wochen

Titeranstieg?
Zytomegalie
Respiratory-
Syncytial-
Virusinfektion
Röteln
LCMV-
Infektion

Anhang

Lagerung und Transport

Lagerung und Transport   bei 4 °C
                          Der Transport muß ggf. auf Eis erfolgen.

                          bei längerer Lagerung -70 °C
                          Nicht bei -20 °C lagern!

Untersuchungsmaterialien

Sputum   ca. 1ml
Blut   5-10 ml
Liquor   0,5-3 ml
Biopsien   ca. 1 g
Bläschenpunktat   das, was man bekommt
Bläschenabstrich   Abstrichtupfer sofort in eine Stabilisatorflüssigkeit
                          stecken
Rachenabstrich   Abstrichtupfer sofort in eine Stabilisatorflüssigkeit
                          stecken
Urin   ca. 5 ml (1:1 mit Stabilisatorlösung versetzt)

Häufige virale Erreger bei ausgewählten Infektionen

Es soll eine Auswahl bei den genannten Krankheitsbildern häufiger vorkommender viraler Erreger dargestellt werden. Teilweise kommen weitere, seltene Viren als Erreger in Frage.

Zentrales Nervensystem

Meningitis	Mumpsvirus Coxsackieviren (A, B) Echoviren
Enzephalitis/Enzephalopathie	HIV Herpes-simplex-Virus 1 Enterovirus 71 Mumpsvirus
periphere Lähmung	Polioviren

Auge

Kojunktivitis	Adenoviren Herpes-simplex-Viren Varicella-Zoster-Virus Enterovirus 70 Masernvirus

Respirationstrakt

Pharygitis, „grippaler Infekt"	Rhinoviren Parainfluenzaviren Herpes simplex Adenoviren

Anhang

	Coxsackieviren
	Respiratory-Syncytial-Virus
	Epstein-Barr-Virus
	Influenza-Viren (A, B)

Krupp
- Parainfluenza-Viren
- Respiratory-Syncytial-Virus
- Influenza-Viren (A, B)

Bronchiolitis
- Parainfluenza-Viren
- Respiratory-Syncytial-Virus

Pneumonie (Kinder)
- Respiratory-Syncytial-Virus
- Parainfluenza-Viren
- Influenza-Viren (A)
- (Adenoviren)

Pneumonie (Erwachsene)
- Influenza-Viren (A)
- Cytomegalovirus
  - bes. bei Immunkompromittierten
- Herpes-simplex-Virus
  - bes. bei Immunkompromittierten
- Varicella-Zoster-Virus
  - bes. bei Immunkompromittierten
- (Adenoviren)

Urogenitaltrakt

hämorrhagische Zystitis — Adenoviren (bes. Typ 11)

Genitalorganläsionen
- Herpes-simplex-Virus 2 (1)
- Papillomaviren

Gastrointestinaltrakt

Gastroenteritis	Rotaviren (auch Neugeborene!) Adenoviren Cytomegalovirus (bes. bei Immunkompromittierten)
Hepatitis	Hepatitisviren (HAV, HBV, HCV) Cytomegalovirus Epstein-Barr-Virus

Haut

verschiedene Läsionen	Herpesviren (bes. Herpes-simplex-Viren) Enteroviren Masern-Virus Röteln-Virus Echoviren Parvoviren

Besonderheiten

Karditis	Coxsackieviren (B)
Parotitis	Mumps-Virus
Arthritis	Parvoviren Hepatitis B Röteln-Virus

Typische Antibiotikaempfindlichkeiten einzelner Bakteriengenera

Genusdiagnosen können Hinweise auf die geeignete antimikrobielle Therapie geben.

Bei der Auswahl der antimikrobiellen Chemotherapeutika sind neben der In-vitro-Wirksamkeit aber immer mehrere Faktoren zu berücksichtigen, u.a.:

1. Infektionslokalisation
2. Alter
3. Überempfindlichkeiten
4. Nierenfunktion
5. Leberfunktion
6. Gravidität
7. Interaktionen mit anderen Medikamenten
8. Schwere der Infektion
9. die bekannten, lokalen Resistenzmuster in dem Bereich (Praxis, Station, Krankenhaus)

Typische Antibiotikaempfindlichkeiten einzelner Bakteriengenera

Grampositive Kokken

1. Streptokokken   **Penicillin**

Alternativen: Erythromycin
Cephalosporine (1. Gene-
ration)

nicht geeignet: Cotrimoxazol
Tetracycline

2. Enterokokken   **Mezlocillin**
Ampicillin/Amoxicillin

bei schweren Infektionen Kombination mit Gentamicin

Alternativen: **Vancomycin**[1]
Teicoplanin
Imipenem

nicht geeignet: Aminoglykoside (allein)
Cephalosporine
Tetracycline

3. Staphylokokken   **Flucloxacillin**
Penicillin   (bei nachgewiesener Empfindlichkeit)

---

[1] In letzter Zeit konnten multiresistente Enterokokken-Stämme isoliert werden, die nur gegen Vancomycin oder Teicoplanin empfindlich waren.

Alternativen:

    (Allergie)   Cephalosporine (1. Generation)
                  Erythromycin
    (Resistenz) Vancomycin
                  Teicoplanin
                  Clindamycin
    (Reserve)   Fusidinsäure
                  (Sek. Resistenz!)

Nicht geeignet   Breitspektrumpenicilline
                  Tetracycline
                  Cotrimoxazol

4. Peptostreptokokken   Penicillin

Alternative: Clindamycin

Gramnegative Kokken

1. Neisserien

1.1 N. meningitidis   Penicillin G

Alternative: Cephalosporine (z. B. Cefotaxim, Ceftriaxon)
                  (Chloramphenicol)

Typische Antibiotikaempfindlichkeiten einzelner Bakteriengenera

1.2 N. gonorrhoeae   **Cephalosporine**   (z. B. Cefuroxim, Cefotaxim,
                                                    Cefoxitin, Ceftriaxon)

                             Penicillin G   **(bei nachgewiesener
                                                    Empfindlichkeit)**
                             Alternative: (Spectinomycin)

2. Veillonellen   **Penicillin**

Gramnegative Stäbchen

1. Enterobacteriaceae   **Cephalosporine** (z. B. Cefotaxim)
                             Mezlocillin

2. P. aeruginosa   **Kombinationstherapie**
                             Aminoglykoside
                             plus
                             Piperacillin, Azlocillin, Apalcillin oder Ceftazidim

3. H. Influenzae   **Cephalosporine (z. B. Cefotaxim)**
                             Gyrase-Inhibitoren (Ciprofloxacin, Ofloxacin)
                             (Ampicillin)

                             Alternative: Cotrimoxazol
                                             Tetracycline

                             schlecht geeignet: Erythromycin

4. L. pneumophila   **Erythromycin**
                             (bei therapierefraktären Fällen: plus Rifampicin)

5. Bacteroides spp. **Metronidazol**
Alternative: Clindamycin
Imipenem

ungeeignet: Aminoglykoside

6. Brucellen **Tetracycline plus Rifampicin**
Cotrimoxazol plus Gentamicin
Gyrase-Inhibitoren (Ciprofloxacin, Ofloxacin)

Grampositive Stäbchen

1. Clostridien[1] **Penicillin**

wenig geeignet: Metronidazol

 C. difficile **Vancomycin**
Metronidazol

2. Listerien **Ampicillin plus Gentamicin**

bei Allergie Tetracycline + Gentamicin

---

[1] Merke aber: Bei Tetanus und Botulismus sind spezifische Antikörper (Antitoxine) die Mittel der ersten Wahl.

3. M. tuberculosis   **Kombinationstherapie**: **Isoniazid**
                                                        Rifampicin
                                                        Pyrazinamid

                                Ethambutol
                                Streptomycin

Schraubenbakterien

1. T. pallidum   **Penicillin G**

                                bei Allergie: Erythromycin
                                               Cephalosporine
                                               Tetracycline

                                ungeeignet: Gyrase-Inhibitoren

2. B. burgdorferi   **Penicillin G**
                                Cephalosporine (Ceftriaxon)
                                Tetracycline   (bei Erythema chronicum migrans)

3. Leptospiren   **Penicillin G**
                                Tetracycline

Chlamydien   Tetracycline
                                Erythromycin

Mykoplasmen

1. U. urealyticum   **Doxycyclin**
Erythromycin

2. M. hominis   Tetracycline

Hinweise auf die Dosierung häufig verwendeter antimikrobieller Substanzen[1]

Substanz	Handelsnamen[2] (Beispiele)	Tagesdosis (bei Erwachsenen)			
		i. v.	p. o.	Niereninsuff.[3]	Anurie
Penicilline					
Penicillin G	Penicillin Hoechst®	4 x 1 - 10 Mega		2 x 10 Mega	2 x 5 Mega
Penicillin V	Isocillin®		3 - 6 x 1 Mega		
Depot-Penicillin	Tardocillin® 1200	1 x 1,2 Mega i. m.			
	Megacillin®	1 x 1 Mega i. m.			
Flucloxacillin	Staphylex®	3 x 2 g	3 x 1 g	3 x 1 g	3 x 1 g
Ampicillin	Binotal®, Amblosin®	3 x 2 g	3-4 x 0,75 g	2 x 1 g	2 x 0,5 g
Amoxycillin	Amoxypen®, Clamoxyl®	3 x 2 g	3 x 1,25 g	2 x 1 g	2 x 0,5 g
Mezlocillin	Baypen®	4 x 1 g / 3 x 2 g		2 x 4 g	2 x 2 g
Piperacillin	Pipril®	3-4 x 2-4 g		2 x 4 g	2 x 4 g
Azlocillin	Securopen®	3 x 5 g		2 x 5 g	2 x 2,5 g
Apalcillin	Lumota®	3 x 3 g		2 x 2 g	2 x 2 g

[1] Die Dosierung der antimikrobiellen Substanzen ist von vielen Faktoren abhängig (Alter, Körpergewicht/Körperoberfläche, Nieren-/Leberfunktion, Schwere der Infektion, Empfindlichkeit des Erregers u. v. m.). Hier sollen nur **Hinweise** gegeben werden. Für den Einzelfall, z. B. die Dosierung bei Kindern, sei auf die Fachinformationen zu den einzelnen Präparationen und die einschlägigen Literatur (s. Literaturverzeichnis) verwiesen.

[2] Es werden **Beispiele** häufig angewendeter Präparationen genannt, ohne daß daraus der Schluß zu ziehen ist, daß andere Präparationen mit gleichem Inhalt schlechter geeignet seien. Eine ausführliche Aufstellung inkl. der Preise findet sich in der Roten Liste.

[3] Kreatinin im Serum: 200 - 300 µmol/l (2,3 - 3,4 mg/dl). Die Angaben bei Niereninsuffizienz und Anurie gelten für die parenterale Gabe, da eine Applikation p. o. in diesen Fällen nicht geeignet ist.

Substanz	Handelsnamen (Beispiele)	Tagesdosis (bei Erwachsenen)		Niereninsuff.	Anurie
		i. v.	**p. o.**		
Amoxycillin/ Clavulansäure Ampicillin/	Augmentan®	3-4 x 1/0,25 g	3 x 1/0,25 g	2 x 1/0,25 g	2 x 0,5/0,25g
Sulbactam	Unacid®	3-4 x 1-3/1 g		2 x 2/1 g	1 x 2/1 g
Cephalosporine					
Cefaclor	Panoral®		3 x 1 g	2 x 1 g	2 x 1 g
Cefazolin	Elzogram®, Gramaxin®	2-3 x 1-2 g		2 x 2 g	2 x 0,5 g
Cefotiam	Spizef®	2-3 x 2 g		2 x 2 g	2 x 1 g
Latamoxef	Moxalactam®	2-3 x 2 g		2 x 1 g	1 x 1 g
Cefotaxim	Claforan®	3-4 x 2 g		2 x 2 g	2 x 1 g
Ceftriaxon	Rocephin®	1.-3. Tag: 1 x 4 g ab 4. Tag: 1 x 2 g		1 x 4 g	1 x 4 g
Ceftazidime	Fortum®	2-3 x 2 g		2 x 2 g	1 x 1 g
Monobactame					
Imipenem	Zienam®	3-4 x 0,5 / 3 x 1 g		2-3 x 0,5 g	2 x 0,25-0,5 g
Aminoglykoside					
Gentamicin	Refobacin®	2-3 x 80 mg (2-3 x 1-2 mg/kg)		2 x 40 mg	1 x 20 mg
Tobramycin	Gernebcin®	2-3 x 80 mg (2-3 x 1-2 mg/kg)		2 x 40 mg	1 x 20 mg
Amikazin	Biklin®	3 x 500 mg (2 x 7-10 mg/kg)		2 x 250 mg	1 x 125 mg

Substanz	Handelsnamen (Beispiele)	Tagesdosis (bei Erwachsenen)			
		i. v.	p. o.	Niereninsuff.	Anurie
Makrolide					
Erythromycin	Erythrocin®	3 x 1 g	4 x 500 mg	2 x 1 g	2 x 1 g
Vancomycin	Vancomycin®	1 x 1,5-2 g	4 x 0,25 g	1 x 1 g	
Teicoplanin	Targocid®	6 x 3-6 mg/kg KG			
Clindamycin	Sobelin®	3 x 0,6-0,9 g	3 x 0,3 g	3 x 0,6- 0,9 g	3 x 0,6-0,9 g
Chinolone					
Ciprofloxacin	Ciprofloxacin®	3 x 0,2 g	2 x 0,25-0,5 g	2 x 0,2 g	1 x 0,2 g
Ofloxacin	Tarivid®		1-3 x 0,2-0,3 g	1 x 0,3 g	1 x 0,2 g
Andere					
Cotrimoxazol (Trimethoprim/ Sulfamethoxazol)	Bactrim®, Eusaprim®	3 x 40 mg/kg KG	2 x 160/800 mg	1 x 160/800 mg	1 x 160/400 mg
Doxycyclin	Vibramycin®, Vibravenös®	1. Tag 1 x 0,2 g dann: 1 x 0,1-0,2 g	1 x 0,6 g 1 x 0,3 g	1 x 0,2 g	2 x 0,2 g
Metronidazol	Clont®	2 x 0,5 g (max. 10 Tage)	2 x 0,4 g	2 x 0,5 g	1 x 0,5 g
Antimykotika					
Amphotericin B	Amphotercin B®	1 x 1 mg/kg KG (max. 1,5 mg/kg KG)		1 x 1 mg/kg KG	1 x 1 mg/kg KG
Flucytosin	Ancotil®	150 mg/kg KG (in 4 Einzeldosen)	150 mg/kg KG (in 4 Einzeldosen)	2 x 50 mg/kg KG	

Algorithmus zur serologischen Diagnostik[1] der Syphilis

Tag	Untersuchung	Ergebnis	Befund	Bewertung
1	TPHA-Test (Suchtest)	< 1:80	nicht reaktiv	**Kein Nachweis von Antikörpern gegen T. pallidum.** Möglichkeiten: 1. Der Patient hatte niemals eine Infektion mit T. pallidum. 2. Der Patient ist mit T. pallidum infiziert, die Antikörper sind aber noch nicht in nachweisbaren Konzentrationen vorhanden. *Bei klinischem Verdacht: Verlaufskontrolle (s. u.)* 3. Der Patient kann keine Antikörper bilden. *Die Untersuchung ist mit diesem Ergebnis abgeschlossen.*
		≥ 1:80	Titerangabe	Der Patient hat(te) wahrscheinlich eine Infektion mit T. pallidum. *Am nächsten (2.) Tag sind weitere Untersuchungen notwendig.*
2	FTA-Abs-Test (Bestätigungstest)	nicht reaktiv	nicht reaktiv	Keine Bestätigung des TPHA. Da dies **nicht kongruente Daten sind,** *muß eine Kontrolle (mit neuer Serumprobe) durchgeführt werden.* In seltenen Ausnahmefällen kann der Befund mit einer "Seronarbe" bei niedrigem Antikörpertiter (im TPHA) vereinbar sein.

---

[1] Bei allen serologischen Untersuchungen ist zu beachten, daß eine Titerschwankung von einer Titerstufe nicht als relevant zu bewerten ist.
Ein mindestens dreifacher Titeranstieg spricht für eine frische Infektion, ein zweifacher Anstieg ist verdächtig (Kontrolle!).
Desweiteren muß bedacht werden, daß insbesondere "Nichtnachweise" bei Immunkompromittierten keine Entscheidung darüber zulassen, ob der Betreffende keinen Kontakt mit dem Erreger hatte oder trotz Kontakt keine Antikörper bilden kann.

	reaktiv	reaktiv	Bestätigung des TPHA. **Der Patient hat(te) eine Infektion mit T. pallidum.** Über den Zeitpunkt der Infektion lassen sich mit Hilfe dieser beiden Tests keine Aussagen machen (Persistenz der Antikörper). *Zur Feststellung einer Behandlungsbedürftigkeit oder der Therapiekontrolle sind zusätzliche Tests erforderlich.*
VDRL-Test[1,2]	nicht reaktiv	nicht reaktiv	Der Patient hatte eine Infektion mit T. pallidum, es besteht aber **keine Behandlungbedürftigkeit: "Seronarbe"** *Die Untersuchung ist mit diesem Ergebnis abgeschlossen.*
	> 1:16	Titerangabe	Der Patient ist **behandlungsbedürftig.** Ausnahme: Der Patient ist erst vor kurzem sicher mit einer ausreichenden Dosis Penicillin behandelt worden. *Die Untersuchung ist mit diesem Ergebnis abgeschlossen.*
	1:2, 1:4, 1:8	Titerangabe	Eine eindeutige Aussage ist nicht möglich. *Es sind zusätzliche Untersuchungen notwendig.* Geeigent sind eine **Verlaufskontrolle** (nach ca. 10 -14 Tagen) oder eine Bestimmung **spezischer IgM-Antikörper** (wenn eine ausreichend große Antikörpermenge im TPHA nachweisbar ist).
3 - 4 IgM-Bestimmung	nicht reaktiv	Kein Nachweis von spezifischem IgM	Der Patient hatte eine Infektion mit Treponema pallidum, es besteht aber **keine Behandlungbedürftigkeit: "Seronarbe"** Ausnahme: bei länger bestehenden Syphilis (z. B. Neurolues).[3] *Die Untersuchung ist mit diesem Ergebnis abgeschlossen.*

---

[1] Der VDRL-Test wird meist innerhalb eines Jahres nach erfolgreicher Therapie wieder nicht reaktiv. Ein Titerabfall um mindestens zwei Titerstufen nach Therapie zeigt eine erfolgreiche Behandlung an.

[2] Der VDRL-Test kann auch bei anderen Erkrankungen, bei denen es zu einem Zellzerfall kommen kann (z. B. Malignome), erhöhte Titer anzeigen. Dies muß differentialdiagnostisch berücksichtigt werden.

[3] In diesen Fällen ist dann aber in der Regel ein deutlich erhöhter Titer im VDRL-Test nachweisbar.

	reaktiv	Nachweis von spezifischem IgM	Der Patient hat eine frische Infektion und ist **behandlungsbedürftig.** Ausnahme: Der Patient ist erst vor kurzem mit einer ausreichenden Dosis Penicillin behandelt worden. *Die Untersuchung ist mit diesem Ergebnis abgeschlossen.*
nach 10-14 Tagen	**Verlaufskontrolle** (TPHA-, FTA-Abs-, VDRL-Test mit neuer Probe)	s. o.	Titeranstieg (mindestens 3 Titerstufen)	Der Patient hat eine frische Infektion und ist **behandlungsbedürftig.** Ausnahme: Der Patient ist erst vor kurzem mit einer ausreichenden Dosis Penicillin behandelt worden.
			kein Titeranstieg	Der Patient hatte eine Infektion mit T. pallidum, es besteht aber **keine Behandlungbedürftigkeit: "Seronarbe"** Ausnahme: bei länger bestehenden Syphilis (z. B. Neurolues).[4] *Die Untersuchung ist damit abgeschlossen.*
nach Wochen	**Therapiekontrolle** (**VDRL-Test** mit neuer Probe)	s. o.	Titerabfall (mindestens 2 Titerstufen)	Der Patient ist **erfolgreich therapiert.** Ausnahme: Der Patient kann keine Antikörper nachbilden.

Erregerspektrum bei Immunkompromittierten

Das Erregerspektrum bei Immunkompromittierten unterscheidet sich teilweise erheblich von dem bei immunologisch Gesunden.
Dies kann wichtige Auswirkungen auf die kalkulierte antimikrobielle Initialtherapie haben.

Häufig ist die Symptomatik schwerer als bei Immungesunden, kann aber auch verschleierter ablaufen (fehlende oder abgeschwächte Entzündungsreaktion).

Fieber und Septikämie

Disseminierte Erkrankungen mit Hautläsionen

Bakterien	Staphylococcus aureus
	gramnegative Stäbchen
	    Pseudomonas aeruginosa
	    Aeromonas hydrophila
	    (Vibrio spp.)
	Nocardia spp.

Pilze	Aspergillus spp. Zygomycetaceae (Mucor spp., ...) Candida spp. Cryptococcus neoformans Trichophyton spp.
Viren	Herpesviren

Anhang

Disseminierte Erkrankungen mit Beteiligung des Zentralen Nervensystems

Bakterien	Listeria monocytogenes
	Nocardia spp.
	Staphylococcus aureus
	Pseudomonas aeruginosa
	Mycobacterium tuberculosis
Pilze	Cryptococcus neoformans
	Aspergillus fumigatus
	Zygomycetaceae
	Candida spp.
Viren	Herpesviren

Hautläsionen

Bakterien	Mykobakterien (bes. auch „atypische")
	gramnegative Stäbchen (bes. Pseudomonas aeruginosa)
Pilze	Aspergillus spp.
	Candida spp.
Viren	Herpesviren

Pulmonale Infiltrate und Fieber

Granulozytendefekte	Enterobacteriaceae
	Mundflora
	Aspergillus spp.

Humoraler Defekt (Antikörper, Komplement)	Streptococcus pneumoniae Haemophilus influenzae (Typ b)
Defekt der zellvermittelten Immunität	Mykobakterien Nocardia spp. Legionella spp. (Legionella pneumophila) Pilze (Cryptococcus neoformans) Herpesviren, Masernvirus Pneumocystis carinii Toxoplasma gondii Strongyloides stercoralis

Infektionen des Zentralen Nervensystems

T-Zell-Defekte

Meningitis	Listeria monocytogenes (akut) Cryptococcus neoformans (subakut) Toxoplasma gondii Strongyloides stercoralis Herpesviren
Meningoenzephalitis	Listeria monocytogenes Legionella spp. Cryptococcus neoformans Toxoplasma gondii Strongyloides stercoralis Varizella-Zoster-Virus Papovaviren

Anhang

Abszeß   Nocardia spp.[1]
                              Cryptococcus neoformans
                              Toxoplasma gondii
                              Papovaviren

Neutrophilendefekte

Meningitis   Enterobacteriaceae
                              Candida spp.

Meningoenzephalitis   Enterobacteriaceae
                              Aspergillus spp.
                              Mucoraceae

Abszeß   Enterobacteriaceae
                              Aspergillus spp.

Splenektomie, Hypogammaglobulinämie

Meningitis   Streptococcus pneumoniae
                              Haemophilus influenzae
                              Neisseria meningitidis

---

[1] In letzter Zeit werden zunehmend multiresistente Nocardia spp., bes. N. farcinica, isoliert.
Diese Isolate sind meist nur gegen Amikazin, gelegentlich auch gegen Imipenem empfindlich.
Eine Einbeziehung von Amikazin in die Therapie von Hirnabszessen bei Immunsupprimierten
scheint daher dringend geboten, auch bei Nierentransplantatempfängern.

Chirurgische Eingriffe

Meningitis	Enterobacteriaceae
Meningoenzephalitis	Staphylococcus aureus
Abszeß	Staphylococcus epidermidis
	Corynebacterium spp. (JK-Gruppe![1])
	(Trichomonaden)

HIV-Infektion: AIDS (opportunistische Infektionen)

1. Bakterien	**„Atypische" Mykobakterien**	disseminiert
	Mycobacterium tuberculosis	
	Listeria monocytogenes	
	Salmonella spp.	Kinder, Erwachsene
	(Streptococcus pneumoniae)	
2. Pilze	**Candida albicans**	Ösophagitis, Soor, Darm- besiedlung
	Cryptococcus neoformans	Pneumonie, Meningitis, disseminiert
	(Aspergillus spp.)	disseminiert
	Pneumocystis carinii	Pneumonie

---

[1] Korynebakterien der JK-Gruppe sind multiresistent; meist sind sie nur gegen Vancomycin empfindlich.

3. Viren	**Cytomegalovirus (CMV)**	Lungen-, Darm-, ZNS-Infektionen
	(Herpes simplex Virus)	
4. Parasiten	**Toxoplasma gondii**	Pneumonie, ZNS-Infektion
	Kryptosporidien	chronische Diarrhoe
	Strongyloides stercoralis	Pneumonie, ZNS-Infektion disseminiert
	Giardia lamblia	Diarrhoe
	Entamoeba histolytica	Enterokolitis

Transplantationen

Knochenmarktransplantation

Frühphase Granulozytopenie	gramnegative Stäbchen	
	Staphylokokken (bes. koagulasenegative)	
	Pilze: Candida spp.	(2/3)
	Aspergillus spp.	(1/3)
bis zum Tag 100 nach Transplantation	Cytomegalovirus (CMV)	interstitielle Pneumonie
	(Pneumocystis carinii)	interstitielle Pneumonie
nach 100 Tagen nach Transplantation	Varizella-Zoster-Virus	
	Streptococcus pneumoniae	
	Staphylococcus aureus	

Nieren- und Lebertransplantation

1. Monat nach Transplantation	Bereits im Empfänger bestehende Infektionen	Strongyloides stercoralis alle möglichen anderen
	durch das Transplantat übertragene Infektionen	Cytomegalovirus HIV
	Wundinfektionen Katheterinfektionen	
2. - 6. Monat nach Transplantation	opportunistische Infektionen	
	Bakterien	Mykobakterien Listeria monocytogenes Nocardia spp.
	Pilze	Aspergillus spp. Cryptococcus neoformans
	Viren	CMV andere Viren: Herpesviren Adenoviren Papovaviren
	Harnwegsinfektionen ZNS-Infektionen	s. o.

nach dem 6. Monat   je nach notwendiger Immunsuppression
nach Transplantation

                                        starke Immunsuppression
                                        opportunistische Infektionen wie im 2. - 6. Monat

                                        minimale Immunsuppression
                                        Infektionen wie bei Immungesunden

Bei *Lebertransplantierten* kommen Infektionen durch Bakterien aus dem Darm/Drainagen (Enterobacteriaceae, Anaerobier, Enterokokken, Candida spp., koagulasenegative Staphylokokken) als Erreger im Bereich des Transplantats hinzu.

Herztransplantation

1. Monat   gramnegative Hospitalkeime
nach Transplantation   (Enterobacter cloacae,
                                        S. marcescens,
                                        Pseudomonas aeruginosa,...)
                                        Staphylococcus aureus
                                        Enterokokken

                                        koagulasenegative   katheterassoziierte
                                        Staphylokokken   Infektionen
                                          Candida spp.
                                        (Corynebacterium spp.)

2. - 6. Monat nach Transplantation	opportunistische Infektionen	
	Bakterien	Legionellen Mykobakterien Listeria mo- nocytogenes Nocardia spp.
	Pilze	Aspergillus spp. Cryptococcus neoformans Pneumocystis carinii

	Viren	CMV
		andere Viren
		    Herpesviren
		    Adenoviren
		    Papovaviren

	Parasiten	Toxoplasma gondii

Zeitspannen für die Erstellung mikrobiologischer (bakteriologischer) Befunde

Schnellwachsende Bakterien

Mikroskopischer Befund (Routine: Gramfärbung)	Form:	Kokken	ca. 1 Stunde[1]
		Stäbchen	
	Größe:	Bakterien	
		Pilze	
		Parasiten	
	Färbeverhalten:	grampositiv	
		gramnegativ	

Befundbeispiele:
grampositive Kokken
gramnegative Stäbchen
Sproßpilzzellen

Identifizierung
Empfindlichkeitsprüfung

Primäranzucht   **1 Tag**

Befundbeispiele:
Wachstum von
„gramnegativen Stäbchen"
Sproßpilzen
Genusdiagnosen
Aussagen über die Menge

Isolierung (falls notwendig)   **1 Tag**

---

[1] In der Routinediagnostik müssen die Untersuchungsmaterialien bei großem Probenanfall gesammelt verarbeitet werden. Routinemäßig liegt ein mikroskopischer Befund am nächsten Morgen vor; Liquorproben werden sofort begutachtet. Eine bevorzugte Befundung muß mit dem Mikrobiologen vereinbart werden.

Identifizierung **Empfindlichkeitsprüfung**	**1 Tag**
Vollständiger Befund	**2-3 Tage**
Beispielbefund: S. pneumoniae Penicillin: empfindlich	
Identifizierung ohne Subkultur	Minuten (- 1 Tag)
Primäranzucht ergibt Reinkultur, eine Isolierung entfällt	- 1 Tag
Mittelstrahl-/Katheterurin Primärkultur: $< 10^4$ CFU/ml = Endbefund	1 Tag
Subkultivierung zur Anreicherung	+ 1 Tag
Sproßpilze benötigen oft 2 Tage für die Primäranzucht	+ 1 Tag
Anaerobier benötigen für jede Kultivierung mindestens 2 Tage (Ausnahmen z. B. Clostridium perfringens: 1 Tag)	Verdoppelung der Kultivierungdauer

Mykobakterien

Mikroskopischer Befund	Befund: „säurefeste Stäbchen"	1 Stunde
Primäranzucht	Befund „Mykobakterien angewachsen"	3-4 Wochen[1,2]
Bebrütungsdauer	routinemäßige Bebrütung „Wertvolle" Materialien (z. B. Biopsien	8 Wochen 12 Wochen
Anreicherung	meist erforderlich	2-3 Wochen
Identifizierung Empfindlichkeitsbestimmung	üblicherweise	2-3 Wochen[3]
Endgültiger Befund	Befund: „Wachstum von M. tuberculosis" empfindlich gegen INH, Rifampicin,...	ca. 10 Wochen

Dermatophyten

Mikroskopischer Befund	(Kalilaugepräparat)	mehrere Stunden
Anzucht		mind. 10 Tage

---

[1] Bei schnell wachsenden Mykobakterien kann sich die Zeit verkürzen.

[2] Mit Hilfe von Bouillonkulturen kann eine schnellere Anzüchtung erreicht werden.

[3] Einige schnelle Untersuchungen (z. B. Niacinprobe) können frühzeituge Hinweise auf die Differenzierung „typische" gegen „atypische" Mykobakterien liefern.

Besonderheiten

Immunfluoreszenzmikroskopie	Beispiel: Legionella pneumophila	ca. 2 Stunden
Primäranzucht	Nocardia spp. Legionella spp. Mycoplasma spp. Ureaplasma urealyticum Mycoplasma pneumoniae	mind. 5 Tage mind. 5 Tage 3-4 Tage 3-4 Tage 3-4 Wochen
Anzucht plus Immunfluoreszensmikroskopie	Chlamydia trachomatis	ca. 4-5 Tage

Anhang

Auszug aus dem Bundesseuchengesetz

§ 3   Meldepflichtige Erkrankungen.

(1)   Zu melden ist der *Krankheitsverdacht*, die *Erkrankung* sowie der *Tod*
        an:

        Botulismus
        Cholera
        Enteritis infectiosa: Salmonellosen
                                       übrige Formen
                                       mikrobiell bedingte
                                       Lebensmittelvergiftungen
        Fleckfieber
        Lepra
        Milzbrand
        Ornithose
        Paratyphus A, B und C
        Pest
        Pocken
        Poliomyelitis
        Rückfallfieber
        Shigellenruhr
        Tollwut
        Tularämie
        Typhus abdominalis
        virusbedingte hämorrhagische Fieber

(2)   Zu melden ist die *Erkrankung* sowie der *Tod* an

        angeborener   Cytomegalie
                                       Listeriose
                                       Lues
                                       Toxoplasmose
                                       Rötelnembryopathie

Brucellose
Diphtherie
Gelbfieber
Leptospirose: Weil´sche Krankheit
                                     übrige Formen

Malaria
Meningitis/Encephalitis: Meningokokken-Meningitis
                                     andere bakterielle Meningitiden
                                     Virus-Meningoencephalitis
                                     übrige Formen

Q-Fieber
Rotz
Trachom
Trichinose
Tuberkulose (aktive Form): der Atmungsorgane
                            der übrigen Organe

Virushepatitis: Hepatitis A
                                     Hepatitis B
                                     nicht bestimmbare und übrige Formen

anaerobe Wundinfektionen: Gasbrand/Gasoedem
                          Tetanus

(3)   Zu melden ist der *Tod* an

Influenza (Virusgrippe)
Keuchhusten
Masern
Puerperalsepsis
Scharlach

Anhang

(4)   Zu melden ist jeder *Ausscheider* von

Choleravibrionen
Salmonellen   S. typhi
                               S. paratyphi A, B oder C
                               übrige Salmonellen
Shigellen

(5)   Zu melden ist die Verletzung eines Menschen durch ein tollwutkran-
        kes oder -verdächtiges Tier sowie die Berührung eines solchen Tieres
        oder Tierkörpers.

§ 8   Krankenhausinfektionen

        Wenn durch Krankheitserreger verursachte *Erkrankungen in Kran-
        kenhäusern, Entbindungsheimen, Säuglingstagesstätten oder Einrich-
        tungen zur vorübergehenden Unterbringung von Säuglingen nicht nur
        vereinzelt* auftreten *(Ausbruch)*, so sind diese Erkrankungen unver-
        züglich als Ausbruch zu melden, es sei denn, daß die Erkrankten
        schon vor der Aufnahme an diesen Krankheiten erkrankt oder dessen
        verdächtig waren. ...

§ 9   Meldung durch *Untersuchungsstellen*

(1)   Die Leiter von Medizinaluntersuchungsämtern und sonstigen öffentli-
        chen oder privaten Untersuchungsstellen haben *jeden Untersu-
        chungsbefund, der auf einen meldepflichtigen Fall oder eine Erkran-
        kung an Influenza schließen läßt,* unverzüglich dem für den Aufenthalt
        des Betroffenen zuständigen Gesundheitsamt zu melden. ...

§ 4   Meldepflichtige Personen.

(1)   Zur Meldung verpflichtet sind

1.   der behandelnde oder sonst hinzugezogene *Arzt*, im Fall des § 3 Abs.
      5 auch der Tierarzt.
2.   jede sonstige mit der *Behandlung* oder der *Pflege* des Betroffenen *be-
      rufsmäßig* beschäftigte Person.
3.   die hinzugezogene *Hebamme*.
4.   auf Seeschiffen der *Kapitän*.
5.   die *Leiter* von Pflegeanstalten, Justizvollzugsanstalten, Heimen, La-
      gern, Sammelunterkünften und ähnlichen Einrichtungen.

§ 5   Meldung an das Gesundheitsamt.

Die Meldung ist dem *für den Aufenthalt des Betroffenen zuständigen
Gesundheitsamt* unverzüglich, spätestens innerhalb von 24 Stunden
nach erlangter Kenntnis zu erstatten. ...

Auszug aus dem Gesetz zur Bekämpfung der Geschlechtskrankheiten

§ 1   Geschlechtskrankheiten

Geschlechtskrankheiten im Sinne dieses Gesetzes sind

Syphilis (Lues)
Tripper (Gonorrhoe)
Weicher Schanker (Ulcus molle)
Venerische Lymphknotenentzündung (Lymphogranulomatosis inguinalis Nicolas und Favre)

ohne Rücksicht darauf, an welchen Körperteilen die Krankheitserscheinungen auftreten.

§   11 a ... Meldepflicht.

(2)   Jeder Fall einer *ansteckungsfähigen Erkrankung an einer Geschlechtskrankheit* ist von dem behandelnden oder sonst hinzugezogenen Arzt unverzüglich *ohne Nennung des Namens und der Anschrift des Erkrankten* dem *Gesundheitsamt* zu melden, in dessen Bezirk der Arzt seine ärztliche Tätigkeit ausübt.

Anzugeben sind

1. Geburtsjahr und Geschlecht des Erkrankten,
2. Art der Erkrankung.

(3)   *befaßt sich mit dem Ablauf bei der Bundeswehr.*

§ 12   Meldung an das Gesundheitsamt

(1)   Ein Geschlechtskranker ist *von dem behandelnden Arzt namentlich dem Gesundheitsamt* zu melden, wenn der Kranke

1.   sich *weigert,* die vom Arzt *verordnete Behandlung zu beginnen oder fortzusetzen,* sie *ohne triftigen Grund unterbricht* oder sich der vom Arzt verordneten *Nachuntersuchung entzieht,*
2.   nach Überzeugung des Arztes durch seine Lebensweise oder seine allgemeinen Lebensumstände eine *ernste Gefahr der Übertragung auf andere* bildet;
3.   offensichtlich *falsche Angaben über die Ansteckungsquelle* oder über die durch ihn *gefährdeten Personen* macht oder
4.   das *18. Lebensjahr noch nicht vollendet hat und sittlich gefährdet erscheint,* es sei denn, daß der Arzt nach Beratung mit den Eltern, Erziehungsberechtigten oder dem gesetzlichen Vertreter die Überzeugung gewonnen hat, daß diese die Gewähr für eine ordnungsgemäße Behandlung und Betreuung des Jugendlichen übernehmen.

Postverfügungen und DIN-Normen

Für die Versendung von medizinischem Untersuchungsmaterial, z. B. Untersuchungsmaterial für die mikrobiologische Diagnostik bestehen Postverfügungen (Vfg. 630/1989, 631/1989; Amtsbl. 68, 28. 6. 1989) und DIN-Normen (DIN 55 515, als Anlage zur AmtsblVfg 630/1989). DIN-Norm und AmtsblVfgg. sind beim Beuth Verlag GmbH, Burggrafenstraße 6, 1000 Berlin 30, erhältlich.

Der wesentliche Punkt der Verordnungen besteht darin, daß Untersuchungsmaterialien *keinerlei Gefahr für Mensch, Tier und Umwelt* darstellen dürfen.

Zu diesem Zweck dürfen nur solche Versandverpackungen verwendet werden, die der DIN-Norm 55 515 entsprechen. Diese müssen für flüssige Untersuchungsmaterialien aus dem eigentlichen *Probengefäß*, einem *äußeren Schutzgefäß* und *aufsaugendem Material* zwischen Probengefäß und äußerem Schutzgefäß bestehen. Dazu kommt dann noch eine Versandhülle.
Werkstoffe und Ausführung der Proben- und Schutzgefäße werden inklusive der Prüfbedingungen in der DIN-Norm reglementiert. Die Gefäße dürfen bei normalen Transportbeanspruchungen weder zerbrechen noch durchlöchert werden. Werkstoffe und Untersuchungsmaterialien dürfen sich nicht gegenseitig verändern, die Gefäße müssen flüssigkeitsdicht, formstabil, sterilisierbar, dauerhaft beschriftbar und etikettierbar sein, der Verschluß muß so beschaffen sein, daß ein unbeabsichtiges oder selbstständiges Öffnen auch während des Transports ausgeschlossen ist. Das aufsaugende Material muß die gesamte bei Zerbrechen des Probengefäßes auslaufende Flüssigkeit aufsaugen können.
Infektiöses Untersuchungsmaterial muß mit der Aufschrift *"Medizinisches Untersuchungsmaterial - Vorsicht infektiös!"* deutlich sichtbar beschriftet sein. Das Schutzgefäß muß mit dem *Warnzeichen "Warnung vor Biogefährdung"* gekennzeichnet sein.

Der Versand muß *unter Wertangabe* erfolgen. Dies verhindert, daß z. B. eine Bearbeitung in automatischen Sortiermaschinen erfolgt.
Die Vorschriften für nichtflüssiges Untersuchungsgut sind weniger eingehend festgelegt, obige Vorschriften gelten aber sinngemäß. Lediglich die Versendung von Köpfen tollwutverdächtiger Tiere ist genauer dargelegt. Die eigentliche Umhüllung muß mit Sublimatlösung getränkten Tüchern erfolgen, der Versand ist als Schnellsendung durchzuführen.

Weiterführende Literatur

(1)

G. L. Mandell, R. D. Douglas Jr., J. E. Bennett. Principles And Practice Of Infectious Diseases. 3rd Edition, John Wiley & Sons, New York, 1990

Das Standardwerk über erregerbedingte Erkrankungen; ausführliches Literaturverzeichnis.

(2)

R. E. Reese, R. D. Douglas Jr. A Practical Approach to Infectious Diseases. 2nd Edition. Little, Brown and Company, Boston/Toronto, 1983

Kurze, gute Zusammenfassung von (1)

(3)

R. H. Rubin, L. S. Lowell. Clinical Approach To Infection In The Compromised Host. Plenum Medical Book Company, New York, 1988

Ausführliche Darstellung über Infektionen bei Immunkompromittierten.

(4)

A. Balows, W. J. Hausler Jr., E. H. Lennette (Eds.). Laboratory Diagnosis of Infectious Diseases: Principles and Practice. (Vol. 1 und 2) Springer, Heidelberg, New York, 1988

Ausführliche Darstellung über die Anwendung labordiagnostischer Verfahren zur Diagnostik erregerbedingter Erkrankungen.

(5)

E. H. Lennette, A. Balows, W. J. Hausler Jr., H. J. Shadomy (Eds.). Manual Of Clinical Microbiology. 4th Edition. American Society of Microbiology, Washington, 1985

Standardwerk über labordiagnostische Verfahren in der Mikrobiologie.

(6)

L. Hallmann, F. Burkhardt. Klinische Mikrobiologie. 4. Auflage. Georg Thieme Verlag, Stuttgart, 1974.

Wie (5) in deutsch, aber teilweise veraltet. Neuauflage für 1991 angekündigt.

(7)

S. Winkle. Mikrobiologische und serologische Diagnostik. 3. Auflage. Gustav Fischer Verlag, Stuttgart, New York, 1979

Wie (5) in deutsch; Teilweise veraltet, wegen vieler Abbildungen und übersichtlicher Flußdiagramme von praktischer Bedeutung.

Anhang

(8)

Cumitech No. 1ff. Herausgegeben von der American Society of Microbiology.

Ausführliche Darstellung diagnostischer Verfahren in der Mikrobiologie, regelmäßig auf den neuesten Stand gebracht.

(9)

K. P. Schaal. Entnahme und Transport von Untersuchungsmaterial zur mikrobiologischen, parasitologischen und serologischen Diagnostik von Infektionskrankheiten. Krankenhausarzt 49:395-413, 446-464, 531-547, 599-604, 689-698, 781-786, 841-855; 1976.

Sehr ausführliche Darstellung ausgehend von den Erregern, mit vielen Tabellen.

(10)

C. Simon, W. Stille. Antibiotika-Therapie in Klinik und Praxis. 7. Auflage. Schattauer, Stuttgart 1989

Ein deutsches Standardwerk über Antibiotikatherapie.

(11)

C. Tauchnitz, W. Handrick. Rationelle antimikrobielle Chemotherapie. 4. Auflage. Johann Ambrosius Bart, Leipzig, 1989

Wie (10) für den Bereich der ehemaligen DDR; zur Zeit vergriffen.